Freye · Kokain, Ecstasy und verwandte Designerdrogen

Kokain, Ecstasy und verwandte Designerdrogen

Wirkungsweise, Überdosierung, Therapeutische Notfallmaßnahmen

von Enno Freye

unter Mitarbeit von Boris Neruda

mit 20 Abbildungen und 17 Tabellen

Johann Ambrosius Barth Verlag
Heidelberg · Leipzig

Autor

Prof. Dr. med. Enno Freye
Heinrich-Heine-Universität Düsseldorf
Moorenstr. 5
40225 Düsseldorf

Die Deutsche Bibliothek – CIP-Einheitsaufnahme

Freye, Enno:
Kokain, Ecstasy und verwandte Designerdrogen : Wirkungsweise, Überdosierung, therapeutische Notfallmaßnahmen ; mit 17 Tabellen / von Enno Freye. Unter Mitarb. von Boris Neruda. – Heidelberg ; Leipzig : Barth, 1997
ISBN 3-335-00376-4

Satz und Druck: Gulde-Druck, Tübingen
ISBN 3-335-00376-4

Vorwort

Als Appetitzügler erfunden, als Wahrheitsdroge getestet, als Therapiepille umstritten: heute wird Ecstasy von mehr als 100 000 Jugendlichen in Deutschland geschluckt. Ähnliches gilt für Kokain, das als verharmloste Modedroge der Schikeria eine Exklusivität erreicht hatte, die mit dem Auftauchen von Crack, der leichter konsumierbaren Form, weite Kreise der Gesellschaft erreichte. Auch wenn die Zahl der Drogentoten in Deutschland in den vergangenen Jahren gesunken ist und es weniger Erstkonsumenten von Heroin gibt, so ist doch eine deutliche Steigerung bei Kokain und den synthetischen Drogen nachzuweisen. Eine echte Entspannung der Rauschgiftsituation kann somit nicht festgestellt werden. So ist neben Kokain besonders Ecstasy im Vormarsch.
Da speziell unter Jugendlichen und bei Diskothekenbesuchern eine weitläufig zu beobachtende Sorglosigkeit im Umgang mit den sog. Fitmachern besteht, soll das vorliegende Buch als Informations- und Aufklärungsbroschüre dienen. Es soll das Wissen um die Wirkungen und Nebenwirkungen dieser Drogen einer Allgemeinheit zugänglich machen, die wissentlich oder unwissentlich mit Drogen konfrontiert wird, über deren letztendlichen und gefährlichen Auswirkungen keine klaren Vorstellungen herrschen. Es ist somit Aufgabe des Buches, die potentiellen Gefahren, die von den synthetischen Drogen und von Kokain ausgehen, stärker als bisher bewußt zu machen, denn durch Information kann eine wirkungsvolle Suchtprävention erreicht werden.
Andererseits muß die Gesellschaft auch lernen, mit dem Phänomen von Drogen und Sucht zu leben und nur wenn die Entwicklung der Nachfrage rückläufig ist, kann der Trend zu immer neuen Drogen und Pillen für Fitneß, gute Laune und Jugend gestoppt werden. Der in jugendlichen Kreisen grassierenden Verharmlosung entgegenzutreten, ist breiteste Aufklärung angesagt. Nur wenn die Gefährlichkeit von Drogen bekannt ist, wird man in der Lage sein, sie auch zu erkennen.
Ein weiteres Anliegen des vorliegenden Buches ist es, die beim akuten Notfall auftretenden Erstmaßnahmen folgerichtig einzuleiten. Das Buch richtet sich deswegen neben den Notfallärzten auch an den Allgemeinmediziner, den Internisten und Psychiater sowie an Suchtkliniken, Sozialarbeiter, Drogenberatungsstellen und Selbsthilfegruppen.

Düsseldorf, im April 1997 *Prof. Dr. med. Enno Freye*

Inhalt

1 Einleitung

1.1 Bedeutung der Drogen Kokain und Ecstasy

Wurde jahrelang Kokain als exklusive und harmlose Modedroge angesehen, so ist durch das Auftauchen von „Crack", einer billigeren und leichter konsumierbaren Form, die Zahl der Abhängigen rapide gestiegen. Auch hat sowohl die Zahl und die Schwere von Intoxikationen, als auch die Intensität von Entzugssymptomen so zugenommen, daß bei einer Bewußtlosigkeit unbekannter Genese in der Notfallmedizin auch an die Möglichkeit einer Intoxikation mit Kokain oder Ecstasy gedacht werden muß. Unterstrichen wird diese Vermutung durch die Anzahl der im Jahre 1995 be-

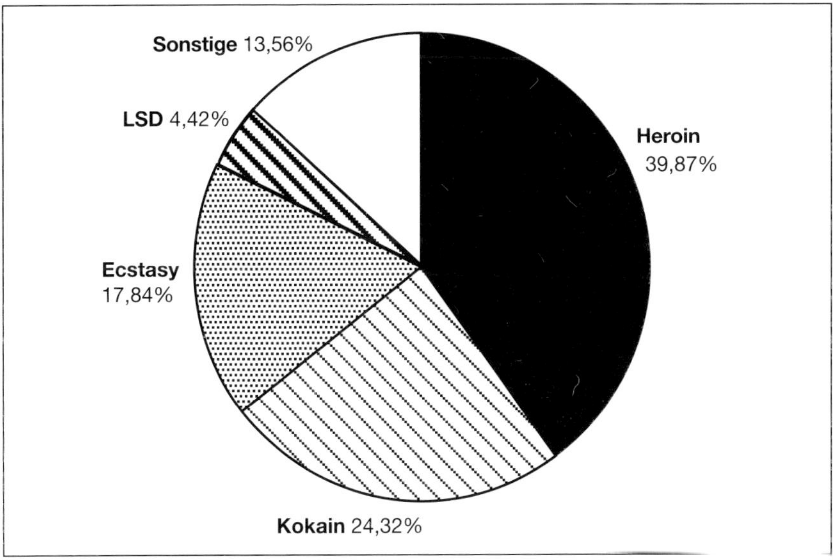

Abb. 1: Anteil der im Jahre 1995 beschlagnahmten illegalen Drogen bei Erstkonsumenten (Quelle: BMI)

schlagnahmten illegalen Drogen. So entfielen bei Erstkonsumenten 24,3% auf einen Stoff, der als Kokain in zunehmendem Maße auch in Deutschland Einzug hält. Während auf die klassischen harten Drogen wie Heroin (Diacetylmorphin) 39,9% der insgesamt beschlagnahmten Drogen entfielen, betrug der Anteil an sog. Designerdrogen, dem Amphetamin und dem Ecstasy 17,8% (Abb. 1). Neuere Daten weisen auf eine Zunahme von über 70% bei der Designerdroge Ecstasy und seinen Abkömmlingen im Jahre 1996 hin.

Auch nimmt laut der polizeilichen Kriminalstatistik aus Wiesbaden, seit den achtziger Jahren der Gebrauch von Kokain kontinuierlich zu. Waren es im Jahre 1990 474 kg beschlagnahmten Kokains und im Jahre 1991 963 kg, so wurden im Jahre 1992 1332 kg konfisziert. Im Jahr 1993 wurden immerhin schon 1349 kg sicher gestellt, im Jahre 1994 1767 kg und im Jahre 1995 1846 kg, was auf einen zunehmende Tendenz schließen läßt. Neben der konfiszierten Kokainmenge weist insbesondere die Zahl der Kokaindelikte auf eine zunehmende Tendenz hin. Von 5508 Delikten im Jahre 1989 stieg die Anzahl auf 6265 im Jahre 1990 an. 7857 Fälle

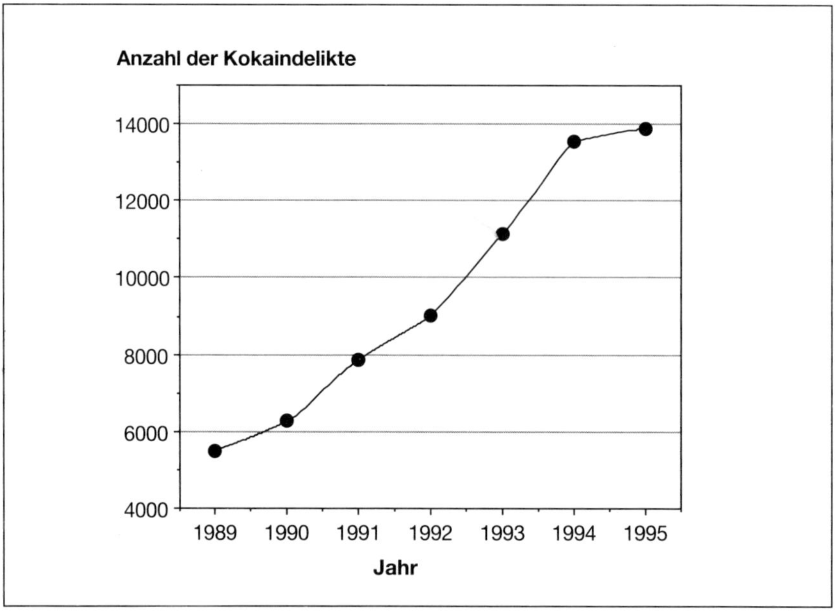

Abb. 2: Die Anzahl der in den alten Bundesländern registrierten Kokaindelikte (Quelle: Polizeiliche Kriminalstatistik, Wiesbaden)

wurden im Jahre 1991 registriert, 9024 Delikte im Jahre 1992 und im Jahre 1995 wurden fast an die 1400 Vergehen gezählt (Abb. 2).

Hinweisend für eine Zunahme des Kokains auf dem europäischen Drogenmarkt sind auch die Zahlen aus Amerika, wo schätzungsweise ca. 25 Millionen (!) Menschen Kokain schon ausprobiert haben, über fünf bis acht Millionen davon reguläre Konsumenten sind und jeden Tag etwa 5000 neue Konsumenten hinzukommen. Ursache für diesen drastischen Anstieg einer Droge, die noch bis vor wenigen Jahren als Modedroge der feinen Gesellschaft galt, wo sie vornehmlich geschnupft wurde, ist:

1. Das im Vergleich zu anderen Drogen preiswertere Angebot.
2. Die gegenüber früheren Zeiten vergleichsweise höhere Reinheitsstufe.
3. Die Verwendung von einer neuen galenischen Form, dem Crack, wodurch mit einer geringeren Dosis eine stärkere Euphorie zu erreichen ist.
4. Die Sättigung und der Preisverfall auf dem amerikanischen Markt.
5. Der Druck der südamerikanischen Händlerringe auf den europäischen und bundesdeutschen Rauschgiftmarkt (Abb. 3).

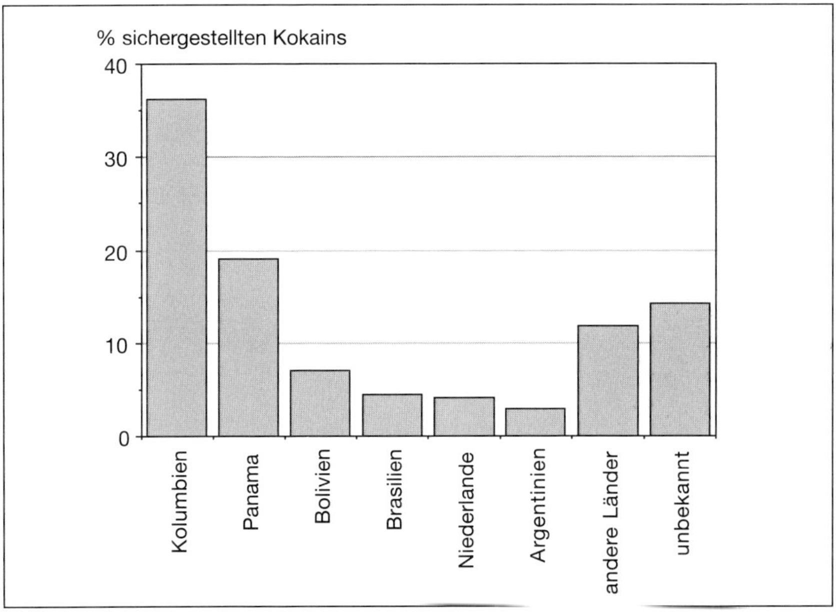

Abb. 3: Herkunft der in Deutschland im Jahre 1993 sichergestellten 1051,3 kg Kokain

Mit immer neuen Tricks versuchen die Drogenimporteure, ihre Fracht an den Fahndern vorbeizuschmuggeln. Per Luftfracht und Schiff wird das Kokain aus Südamerika herangeschafft, wobei insbesondere das wachsende Heer von Kurieren (Bodypacker) für einige tausend Dollar Lohn, Freiheit und Leben riskieren. Rauschgiftkuriere, die Kokain aus Südamerika nach Europa und Deutschland bringen, erproben neue Anreisewege über die Flughäfen Frankfurt, Köln, Düsseldorf oder München. Als Beispiel für einen solchen Transport soll eine im fünften Monat schwangere Kolumbianerin aufgeführt werden, die versucht hatte, 600 Gramm an den Zöllnern vorbeizuschmuggeln. Mit Hilfe von Abführmitteln kamen schließlich 73 daumendicke Latexkapseln um Vorschein, in denen das Rauschgift verpackt war. Nur eine geplatzte Kapsel hätte den Tod für Frau und Kind bedeutet.

Der Siegeszug der Droge Kokain hat besonders durch die aus Kokainpulver, dem Cocainhydrochlorid durch Zugabe von Backnatron und Wasser unter Hitze sich bildenden weißlichen Kristalle, die als „Steine“ oder „Rock“ bezeichnet werden, begonnen. Da die „Steine“ beim Erhitzen knackende Geräusche von sich geben, hat diese Form des Kokains den Namen „Crack“ erhalten, das geraucht werden kann. Beim Inhalieren gelangt der kokainhaltige Rauch über die Lungen in die Blutbahn und von dort in das Gehirn, wo es auf die Nervenzellen seine Wirkung entfaltet. Innerhalb von Sekunden wird eine hohe und rasche Anflutung von Kokainmolekülen im zentralen Nervensystem erreicht. Ein sofortiger maximaler Effekt, der „Kick“ und eine rasche Abhängigkeitsentwicklung ist die Folge. So stellt sich laut NIDA (National Institute on Drug Abuse, Rockville Maryland) eine Abhängigkeitsentwicklung bei dem über die Nasenschleimhaut aufgenommenen Kokain im Mittel nach 3 bis 4 Jahren ein. Bei dem über die Lungen aufgenommen Kokain, dem Crack, ist im Mittel schon nach 6 bis 10 Wochen eine Abhängigkeit nachzuweisen. Es sind jedoch auch Fälle bekannt geworden, wo sich nach einer einmaligen Crackaufnahme eine Abhängigkeitsentwicklung feststellen ließ.

Crackrauchen sei „wie Fahrstuhlfahren“, denn die Hochs und Tiefs sind so extrem, daß sie den Abhängigen rasend schnell an die Droge binden. Crack wird in speziellen Wasserpfeifen, sog. „base pipes“ oder Zigaretten geraucht (Abb. 4a, b). Diese Applikationsform ist unauffällig, Crack verbrennt geruchlos, es birgt nicht die Gefahr der AIDS-Infektion wie sie bei der intravenösen Injektion und infolge „needle sharing“ auftreten kann, der Rausch ist intensiver und schneller zu erreichen.

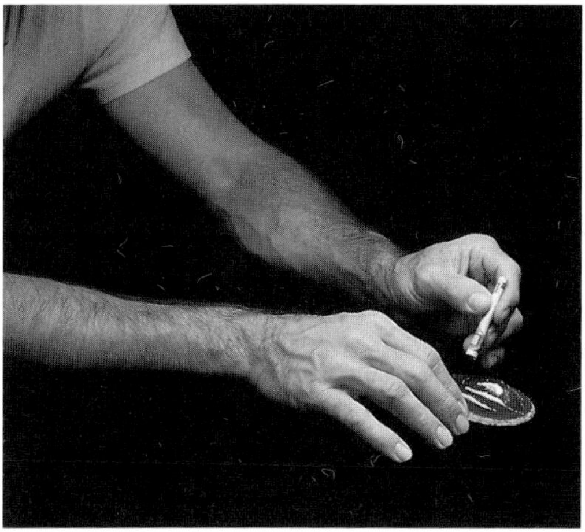

a)

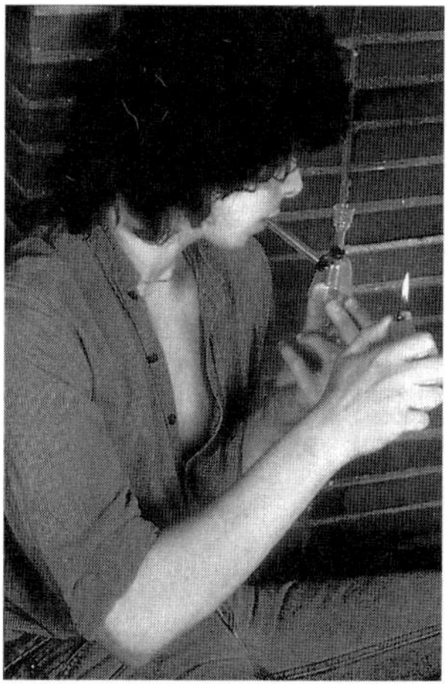

b)

Abb. 4: Darstellung des **a**) über die Nasenschleimhaut aufgenommenen Kokains, dem Kokainschnupfen (Copyright: NAS/Melissa Hayes English/OKAPIA) und **b**) der gerauchten Form in einer speziellen Wasserpfeife (base pipe)

Der vergleichsweise hohe Anteil beschlagnahmten Kokains täuscht jedoch über den wahren Sachverhalt und das Ausmaß der Cracksucht hinweg. Denn im Vergleich zu Heroin und Kokain wird Crack nicht gelagert, da es sonst zu schnell seine Wirkung verlieren würde. Es wird in nur kleinen Portionen gekocht, entweder vom Dealer oder vom Süchtigen selbst und sofort verbraucht. Wurde Kokain lange Zeit als Modedroge der Schikeria angesehen, mit der man auch ein Statussymbol verband, so hat besonders in letzter Zeit in Form des „Cracks" Kokain seinen bedauerlichen Siegeszug in alle gesellschaftlichen Schichten und insbesondere auf der Straße angetreten.

Ähnlich wie bei Kokain sind es die gigantischen Gewinnspannen der Rauschgifthändler, die dazu führen, daß auch die Kunstdroge Ecstasy zunehmend auf dem Markt angeboten und konsumiert wird. Denn während insbesondere die in illegalen Labors in den Niederlanden, aber auch zunehmend in Polen und anderen osteuropäischen Staaten hergestellte Droge in der Synthese 18 Pfennige kostet, wird sie für drei bis sieben Mark pro Pille an Großdealern verkauft. Die Techno-Kids bei Raver-Parties und in den Diskotheken zahlen dann 20 bis zu 50 DM für eine Rauschtablette.

Der Siegeszug der Party- und Wunderdroge Ecstasy (XTC, E, Adam) dagegen begann in den Tanztempeln der Technoszene, die aus England über den Kanal kam und bei einer Massenbewegung von allein 2,5 Millionen Ravern schon über 100 000 Anhänger hat. Für viele ist es nicht mehr das Sahnehäubchen, das sich Diskogänger ab und zu genehmigen, sondern der Standard. Die Schätzungen darüber, wie viele Besucher von Techno-Veranstaltungen Ecstasy schlucken, gehen auseinander. Kenner der Diskoszene vermuten bis zu 70%, eine Zahl die durch eine Verdreifachung der sichergestellten Ecstasy-Tabletten von über 169 000 im ersten Vierteljahr 1996 im Vergleich zum gleichen Zeitraum im Jahre 1995 unterstrichen wird. Mischkonsum ist die Regel; über Kombinationen mit Alkohol, LSD, Amphetaminen, Koffein und/oder Ephedrin suchen XTC-User nach einem Kick, zumal dann, wenn das erhoffte Glücksgefühl trotz immer höherer Dosierungen ausbleibt. Am Ende kommen die durch XTC aufgeputschten User ohne ein Beruhigungsmittel wie dem Benzodiazepin Valium danach nicht mehr auf den Normalzustand. Mit dieser neuen Modedroge, die über Diskos und Parties einbricht, kommen auch LSD und „Speed", reines Amphetamin, das für viele Stunden den Kreislauf hochtreibt, in den Umlauf. Unterdessen werden schon legale Vertriebswege und neue Drogen auf pflanzlicher Basis ausprobiert. Unter den Namen „Cloud 9" und „Nirvana Plus" wird vor allem aus England geliefert. Und im Computernetz des Internet kann der User inzwischen die Weltmarktpreise von LSD, Ecstasy, Kokain, Hasch und Heroin vergleichen, während unter der Adresse „http://www.paranoia.com/ im World Wide Web (WWW) die Preislisten von 13 deutschen Städten abgefragt werden können.

Eine Entspannung in der Rauschgiftszene ist somit nicht zu verzeichnen, auch wenn die Zahl der Drogentoten im Jahr 1994 von 1624 auf 1565 im Jahre 1995 gefallen ist, um 1996 wieder einen Anstieg auf 1712 aufzuweisen. Gleichwohl sind Kokain und/oder Ecstasy keine Einstiegsdrogen. **Die Suchtkarriere beginnt fast immer über legale Drogen, den Zigaretten und den Alkohol.** Haschisch rangiert hierbei als Einstiegsdroge an dritter Stelle.

2 Die geschichtliche Entwicklung der Nutzung von Kokain aus dem Cocastrauch

Der Cocastrauch in Südamerika, aus dessen Blättern das Kokain gewonnen wird, ist eine 5000 Jahre alte Kulturpflanze, deren Anbau, Ernte und Gebrauch einst von den Priestern des Inkareiches kontrolliert wurde. So durften nur Priester, Adelige, Soldaten und Nachrichtenläufer Coca kauen. Hierdurch gab es wenig Mißbrauch und erst mit der Eroberung durch die Spanier wurde das Kauen von Cocablättern allgemein üblich. Heutzutage ist in den Inkadörfern das Verteilen und das gemeinsame Kauen der Cocablätter eine unverzichtbare Zeremonie bei vielen sozialen Gelegenheiten einer Dorfgemeinschaft wie z. B. bei einer Dorfversammlung, zum Schichtwechsel, beim gemeinsamen Arbeitseinsatz, bei Einweihungsfeiern usw. Durch die Zeremonie des Verteilens und des gemeinsamen Kauens wurde die Gemeinschaft und das Gefühl der Zusammengehörigkeit stärker erlebt. Auch verwenden Heilkundige in Südamerika die Cocablätter als Mittel bei Kopfschmerzen, als Packung auf Wunden und Prellungen, sowie als „Mate de Cocao“ (Tee der Cocablätter) bei Magen- und Darmstörungen. So serviert z. B. eine Luftfahrtgesellschaft ihren Passagieren sofort nach der Landung in La Paz (4100 m über dem Meeresspiegel !) heißen Cocatee, der die Höhe besser ertragen hilft.

2.1 Der legale Gebrauch von Coca als traditionelle Nutzpflanze

Der Cocastrauch wurde schon lange vor der Ankunft der Spanier in Südamerika kultiviert und galt bereits vor mehr als 5000 Jahren bei den Indios als göttliche Pflanze, die als Genußmittel gekaut wurde. Heutzutage wird die Zahl der Cocabauern auf ca. 15 Millionen geschätzt. Die Blätter werden meistens geröstet, gelegentlich auch gepulvert, und in Form eines Pfriems, als Gemisch mit alkalischen Substanzen (gebrannter Kalk, Pflanzenasche, Muschelschalen) im Munde ausgelaugt. Dieser Zusatz von alkalischen Substanzen fördert die buccale Resorption und vermindert den bitteren Geschmack der Blätter. Die pulverisierten Blätter dagegen werden auch als Schnupftabak verwendet. Eine Zubereitungsform als Tee ist ebenfalls bekannt. Beim Rauchen von Cocapaste werden die Effekte von Kokain aufgrund der schnelleren Resorption, nach kürzerer Zeit und intensiver erreicht.

Der Cocastrauch ist eine pyramidenartige Bergpflanze, die in Höhen von 500–2000 m wächst und einen Größe von bis zu 5 m erreichen kann, aber aus praktischen Gründen für die spätere Ernte auf 3 m gestutzt wird. Es gibt mindestens 250 verschiedene Arten der Gattung Erythroxylon, die dafür bekannt sind, das Alkaloid Kokain zu enthalten. Die 2 wichtigsten Vertreter, die am häufigsten wegen ihres hohen Gehaltes an Kokain und anderen Alkaloiden kultiviert werden, sind:

1. **Erythroxylum coca,** bei der der Kokaingehalt am größten ist. Der Alkaloidgehalt beträgt 1% – 1,8% des Gesamtgewichtes vom Cocablatt, davon entfallen 90% auf Kokain. Dieser Cocastrauch wird auch als „Bolivianisches Blatt“ bezeichnet und wächst hauptsächlich in der Amazonasregion.
2. **Erythroxylum novogranatense.** Dieser Cocastrauch wächst hauptsächlich in den Bergregionen von Peru, Equador und Kolumbien. Es gibt mehrere Vertreter dieser Gattung, von denen 2 am bekanntesten sind:
   - **Erythroxylum truxillense** oder das Peruanische Blatt. Dieses verleiht dem Coca Cola-Getränk den charakteristischen Geschmack.
   - **Erythroxylaceae javanense** aus Java und Indonesien. Es ist das Blatt, welches vor dem 2. Weltkrieg den größten Anteil des für medizinische Zwecke hergestellten Kokains ausmachte. In den Blättern der auf Java vorkommenden Erythroxylaceaegattung ist Ekgonin nicht mit Benzoesäure, sondern mit Zimtsäure verestert.

Die Anbaugebiete von Erythroxylum coca sind Südamerika, besonders in den östlichen Anden von Ecuador bis Bolivien, in Peru, Kolumbien, Bolivien und Brasilien, entlang dem Amazonas und seinen größeren Nebenflüssen (Abb. 5). In geringerem Umfang erfolgt auch eine Kultivierung für pharmazeutische Zwecke in Indonesien, Indien und Ceylon. Die Kultivierung der Cocapflanze erfolgt aus Samen, die in Beeten ausgelegt werden. Die Jungpflanzen gedeihen am besten in einer Höhenlage von 600 bis 2000 m, in feucht-warmer Luft und bei intensiver Sonneneinwirkung. Eine Ernte kann nach 1,5 Jahren beginnen und der Vollertrag wird nach Ablauf des 5. Jahres erreicht. Anschließend sind jährlich 4 Ernten möglich, wobei die Pflanze bis zu 50 Jahre produktiv sein kann.

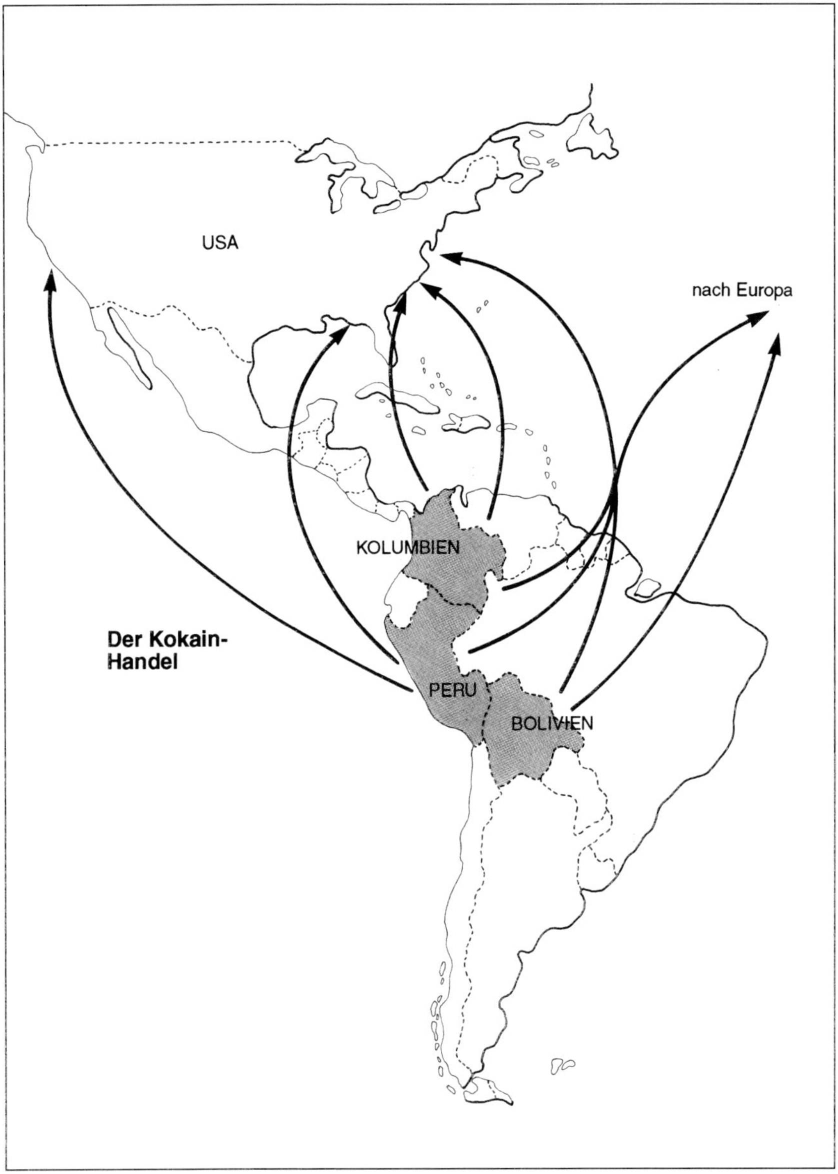

Abb. 5: Die am Anbau von Cocapflanzen beteiligten südamerikanischen Länder, von denen der Export per Luft- und Schiffsweg nach den USA und nach Europa erfolgt

Die Blätter der Cocapflanze (Folia coca) werden geerntet, unter häufigem Umwenden getrocknet und auf dem Markt an Cocakauer (Coquereo) verkauft. Da Kokain sehr instabil ist, wird häufig sofort eine Isolierung durchgeführt. Aus 100 kg Blätter erhält man etwa 1 kg Cocapaste, die 40% bis 91% Kokainsulfat und andere Cocaalkaloide enthält. Die Cocablätter versorgen die Andenbewohner mit zahlreichen Vitaminen und Mineralstoffen, so daß sie als ein Ersatz für das in den Höhen der Anden fehlende Obst und Gemüse angesehen werden müssen. So enthalten 100 g gekaute Cocablätter den Tagesbedarf an Calcium, Eisen, Phosphor und den Vitaminen A, B_6, B_{12}, C und E. Außerdem bewirkt Kokain eine Erhöhung der Körpertemperatur um 3° Celsius, was wegen der extremen Kälteeinwirkungen in den Hochtälern der Anden von Nutzen ist. Andererseits wird die niedrige Sauerstoffspannung in den großen Höhen besser ertragen, das Hungergefühl wird abgeschwächt und Erschöpfungszustände werden nicht als so stark empfunden, das Schlafbedürfnis wird gedämpft und es tritt eine leichte euphorisierende Wirkung ein. Im Mund- und Rachenbereich ist eine lokalanästhetische Wirkung nachweisbar. Weitere Anwendungsgebiete sind gastrointestinale Störungen, Zahnschmerzen, Rheumatismus, Asthma und Malaria. Bei Augenentzündungen wird der Saft der Blätter in das Auge getropft, bei Schleimhautentzündungen im Mund- und Rachenbereich wird mit dem verdünnten Saft gegurgelt.

Obgleich die Wirksamkeit bei den genannten Indikationen nicht belegt ist, so sind doch viele der schmerz- und entzündungshemmenden Mechanismen von Kokain durch die lokalanästhetische Wirkung zu erklären. So kauen von der ländlichen Bevölkerung Kolumbiens 79% täglich 60 g Cocablätter. Für diesen traditionellen Verbrauch werden in Bolivien offiziell ca. 20.000 ha mit Coca bepflanzt. Diese Anbaufläche reichte bisher aus, um den jährlichen Bedarf von 12.000 Tonnen bis 25.000 Tonnen Cocablätter zu ernten. Bolivien, Peru und Kolumbien zusammengefaßt wiesen im Jahre 1984 einen mißbräuchliche Nutzung von ca. 85.000 Tonnen Cocablätter auf, von denen nur 2% zur Herstellung von pharmazeutischen Produkten und von cocahaltigen Getränken dienten, 25% wurden zum Kauen durch die Einwohner verwendet und der Rest wurde in die westlichen Länder, zur Aufrechterhaltung einer Sucht, illegal ausgeführt.

3 Die „Entdeckung“ der Rauschwirkung des Alkaloids Kokain

Obgleich das Kauen von Kokainblättern durch die südamerikanischen Indianer schon über 5000 Jahre bekannt ist [1], wurde es nach der spanischen Eroberung des amerikanischen Kontinents im 16. Jahrhundert nach Europa eingeführt. Dort blieb die eigentliche Wirkung des Kokains lange Zeit unbeachtet, da wahrscheinlich aufgrund falscher Lagerung während des langen Transportes der Hauptteil der aktiven Alkaloide ihre Wirkung verloren hatten.

Während Tabak, Tee, Kaffee und insbesondere Opium aus den kolonialisierten Ländern schon lange ihren Siegeszug in Europa angetreten hatten, wurde die euphorisierende Wirkung, die man aus überlieferten Berichten dem Folium cocae zuschrieb, von Wissenschaftlern zuerst als Einbildung abgetan. Erst im Jahre 1855 gelang es Goedecke, einem deutschen Chemiker, aus einem Destillat von Cocapaste, eine Substanz, das „Erythroxylin“ zu extrahieren. Hierbei handelte es sich aller Wahrscheinlichkeit nach um eine Mischung aus dem Hauptalkaloid Kokain und mehreren anderen Alkaloiden. Erst im Jahre 1859 gelang es Alfred Niemann, das Hauptalkaloid zu isolieren, das er als Kokain bezeichnete. Einmal seiner schützenden Schicht, der grünen Hülle (Coca) beraubt, wurde es zu einer echten „Droge“. Schon 10 Jahre später wurde die Wirkung von Kokain im „Vin Mariani“, einer Mischung aus Wein und Cocaextrakt, u.a. von Papst Leo VII, Königin Viktoria, Präsident Grant, Jules Verne, Sarah Bernard, Emile Zola, Alexandre Dumas, Thomas Edison und vielen namhaften Medizinern [2] der damaligen Zeit gerühmt. Um die Jahrhundertwende gab es schon über 100 verschiedene cocahaltige Getränke frei käuflich auf dem Markt, die als Allheilmittel gegen Heuschnupfen, Asthma, Zahn- und Bauchschmerzen, Kreislaufbeschwerden, Rheumatismus, Trunksucht, Depressionen sowie zur Morphinentzugskur (Freud 1884) eingesetzt wurden. Das bekannteste Cocagetränk der damaligen Zeit eroberte als „Coca-Cola“ ab 1920 die Welt. Es bestand zur damaligen Zeit aus einer CO_2-angereicherten Mischung von Koffein und Coca-Alkaloiden. Heutzutage wird immer noch eine besondere Cocasorte für die Herstellung von

Coca-Cola verwendet, wobei ihr jedoch das Alkaloid Kokain entzogen wird [3].

Um die Jahrhundertwende war es nicht nur die pharmazeutische Industrie (Parke Davis), die Coca und Kokain in den verschiedensten Medikamenten anpries, sondern es wurden auch alle möglichen Heilmittel, die sonst kaum eine Wirkung aufwiesen, mit Kokain versetzt, wodurch überhaupt erst eine Wirkung nachweisbar war (Abb. 6). Dieser Boom kurbelte die Produktion von Kokain an, insbesondere weil es sowohl als Allheilmittel gegen Kopf-, Glieder- und Zahnschmerzen als auch gegen Husten und bei Verdauungsschwäche zur Therapie empfohlen wurde. Erste Zusammenhänge zwischen einer Kokainapplikation und Mißbrauch wurden erstmalig durch den Mediziner W. Halsted im Jahre 1886 veröffentlicht, der

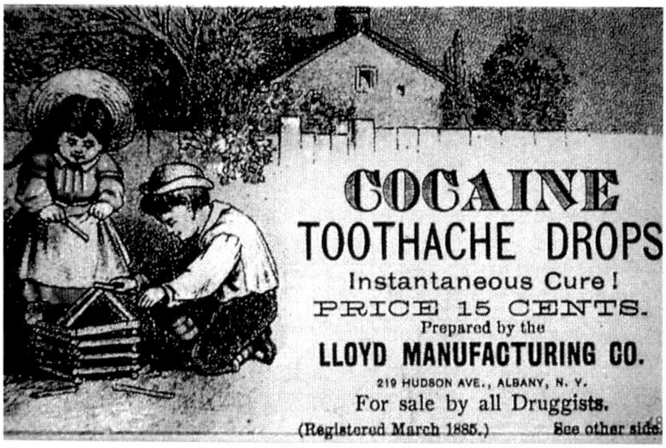

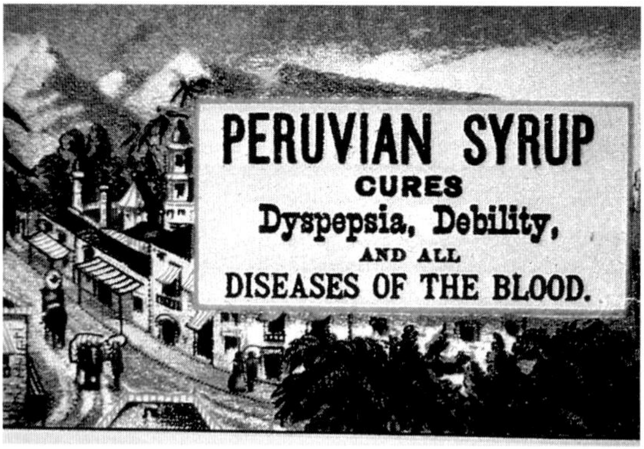

Abb. 6: Zwei Beispiele der Werbung für Kokain aus der Jahrhundertwende

Kokain bei über 1000 Operationen eingesetzt hatte [4]. Erst später ist die suchterzeugende Wirkung erkannt worden, so daß Kokain der Betäubungsmittelverschreibungsverordnung (BtMVV) unterstellt wurde.

Heute steht das Kokain in der Medizin als einziges Lokalanästhetikum mit vasokonstriktiver Wirkung zur Verfügung (Fa. Mallinckrodt und Roxane in den USA, Fa. Merck in Deutschland) und wird hauptsächlich im HNO-Bereich als 5%iges Spray oder als 10%ige Salbe eingesetzt. Die verwendete 10%ige wässerige Lösung hat eine Wirkdauer von 20 bis 40 min [5, 6] und weist gegenüber der 1%igen Lidocainlösung keine Vorteile auf. Aufgrund der größeren Sicherheitsbreite werden heutzutage andere, synthetische Lokalanästhetika wie Procain, Lidocain, Bupivacain oder andere Pharmaka im Krankenhaus oder bei ambulanten chirurgischen Eingriffen eingesetzt [6–8]. Eine ebenfalls früher häufig angewandte topische Anwendung auf die Kornea des Auges wird heute wegen der starken vasokonstriktorischen und lokaltoxischen Effekte auf die Kornea nicht mehr empfohlen, da es zu Eintrübungen und Ulzerationen kommen kann. Wegen des stimulierenden Effektes ist es in der Kombination mit Opium bei Krebskranken eingesetzt worden [9] und hat in der Neuzeit in England in Form des Brompton-Cocktails seine Bedeutung als Adjuvans in der Therapie von Karzinomschmerzen behalten.

Für die blinde endonasale Intubation und bei Epistaxis (Nasenbluten) steht es als wasserlösliches Hydrochloridsalz in 1%- bis 10%iger Lösung zur Verfügung, wobei man sich der anästhetischen und abschwellenden, vasokonstriktorischen Eigenschaften bedient.

4 Im Cocablatt enthaltene Alkaloide

Die medizinische Bedeutung der Cocapflanze wird besonders dann verständlich, wenn man sich ihre Bestandteile vergegenwärtigt. Neben dem Hauptalkaloid, dem Kokain (Benzoylmethylekgonin), das zwischen 20% bis 90% der gesamten Alkaloide ausmacht, sind im Cocablatt noch bis zu 15 weitere Alkaloide nachweisbar.

Das pharmakologisch interessanteste Alkaloid ist das **Kokain.** Es findet sich speziell im Cocablatt, dem Erythroxylum coca (Synonyme Erythroxylum coca LAM, Erythroxylum peruvianum Prescott, Erythroxylum bolivianum Burck), das besonders in Bolivien und Peru beheimatet ist. Weitere, zusätzliche Alkaloide im Cocablatt sind:

- **Cocamine**; es findet sich besonders in hohen Konzentrationen in Erythroxylum novogranatense, speziell der Variante Erythroxylum truxillense.
- **Tropacocain** und
- **Cinnamylcocain**, dem Zimtsäureester von Methylekgonin, findet sich in hohen Konzentrationen von Erythroxylum Novogranatense, Cocapflanzen die besonders in der Javaregion zu finden sind.
- **Hygrine** sind ätherische Duftstoffe von öligem Charakter. Sie finden sich hauptsächlich in Erythroxylum novogranatense und sind für die typische Geschmacksrichtung im Coca-Cola-Getränk verantwortlich. Das
- **Benzoylekgonin** entsteht als Abbauprodukt von Kokain.
  Beim Kauen der Cocablätter reagiert das freiwerdende Alkaloid mit dem Speichel und dem Magensaft und es entsteht
- **Ekgonin**, ebenfalls ein Abbauprodukt des Kokains.

Die genaue Wirkung aller bisher bekannter Alkaloide des Cocablattes ist bis heute nicht eindeutig geklärt. Der große Unterschied zwischen dem Kauen von Cocablättern und dem Gebrauch von Kokain, der um die Jahrhundertwende als Modedroge besonders in den USA und in Europa bekannt wurde und zum gehobenen Lebensstil zählte, ist der Genuß der Alkaloide der alleinigen Stimulierung und dem Lustgewinn (Kokainismus) vorbehalten. Kokainismus entsteht jedoch nicht beim gewohnheitsmäßigen Kauen von Cocablättern. Hierbei kommt es selten zur Suchtentwicklung, da durch den Zusatz von alkalischen Substanzen (Pottasche) zur Blattmasse, beim Kauen das Kokain weitgehend zu dem nicht Sucht erzeugenden Ekgonin verseift wird. Einer der glühendsten Verfechter für die Kokainanwendung war Siegmund Freud, der dieses Alkaloid zur Stimulierung und insbesondere zur Behandlung der Morphinabhängigkeit bei seinem Freund Ernst von Fleischl propagierte: „... In meiner letzten Verstimmung habe ich wieder Coca (das Kokain) genommen und mich mit einer Kleinigkeit wunderbar in die Höhe gehoben". Erst viel später erkannte er selber die süchtig-machende Wirkung von Kokain. Vor allem jedoch wurde Kokain in den gehobenen Kreisen zum modernen Hit und gehörte zum Lebensstil der Jahrhundertwende. Als Folge wurden die Anbauflächen für den Exportbedarf vergrößert, die Preise zogen an und brachten den großen Coca-Hazienden in Bolivien, Peru und Kolumbien sehr gute Einnahmen.

Nachdem Kokain auch noch in den 20er Jahren im Deutschen Reich eine Modedroge war, ist es erst mit Beginn der 80er Jahre, vor allem von den sogenannten Aufsteiger-Typen (Yuppies), als Existenz-Doping des Erfolgsmenschen benutzt worden, weil es eine aktivierende, stimulierende sowie die Leistungsfähigkeit und das Selbstbewußtsein steigernde Wirkung entfaltet. Erst seit 1985 droht es zur Massendroge zu werden, vor allem weil neben neuen Vertriebswegen, die neue galenische Zubereitungsform, das rauchbare „Crack" auf dem Markt billig zu haben ist.

5 Wie wird aus den Cocablättern die Droge Kokain gewonnen?

Kokain wird ausschließlich aus Cocablättern gewonnen. Erst durch die explosiv ansteigende Nachfrage nach Cocablättern zur Herstellung von Kokain für den nordamerikanischen und europäischen Bedarf, verbunden mit der Aussicht auf hohe Gewinne, ist diese anfängliche Nutzpflanze in das kriminelle Abseits gedrängt worden. Für die Herstellung von Kokain zu alleinigen medizinischen Zwecken wird aus den Cocablättern nur der Bestandteil extrahiert, der den wichtigsten Anteil von Kokain, das **Ekgonin** enthält (Abb. 7). Anschließend werden auf halbsynthetischem Wege die weiteren Anteile des Kokainmoleküls (Methylalkohol und Benzoesäure) durch chemische Prozesse angelagert. Eine direkte Synthese von Kokain gelang 1902 dem Chemiker Willstätter. Da der Prozeß aber zu aufwendig ist, wird er kommerziell nicht eingesetzt.

Bei der Schwarzherstellung von Kokain wird versucht, aus den Cocablättern nur das Hauptalkaloid Kokain zu extrahieren. Alle weiteren Alkaloide werden verworfen, ein Prozeß, der speziell unter den Bedingungen eines Dschungellabors nie völlig gelingen kann. Von den zusätzlichen 15 weiteren Alkaloiden im Cocablatt sind im Endprodukt immer noch geringere Anteile zu finden, so daß in den seltensten Fällen eine 95%ige Reinheit erreicht wird.

So werden die getrockneten und gepreßten Cocablätter von den zahlreichen kleinen und großen Cocafarmern auf heimlichen Pfaden zu den großen Cocafarmen im Dschungel transportiert. Die Cocablätter gelangen in ein großes Becken und werden unter Zugabe von Wasser, Kalk oder Natriumkarbonat und Kerosin (bzw. Benzin, wenn kein Kerosin vorhanden ist) eingeweicht und 24–36 Stunden lang von sog. Cocatretern durchmischt. Hierbei entsteht eine grün-braune Brühe, aus der beim Abfiltrieren über ein Tuch die Blätter entfernt werden. Anschließend wird dem Kerosingemisch Wasser und verdünnte Schwefelsäure zugegeben, damit die Cocaalkaloide als Salze aus dem Kerosin in die wäßrige Phase übergehen. Das überstehende Kerosin wird abgegossen und das Wasser mit den darin enthaltenen Alkaloiden wird durch den Zusatz von Ammoniak basisch gemacht. Hierdurch präzipitieren weißen Flocken von Kokainsulfat aus, die über ein Tuch ausgefiltert und ausgewrungen werden. Das Produkt wird zu einer weißlichen Cocapaste „Coca bruta“ getrocknet und zur weiteren Verarbeitung einem Labor zugeführt. Hier wird die Cocapaste mit verdünnter Schwefelsäure versetzt und unter Zugabe von Kaliumpermanganat werden die weniger beständigen Alkaloide durch Oxidation inaktiviert. Ohne diesen zusätzlichen Prozeß ist nur mit einer Reinheit von bis zu 65% zu rechnen. Der chemische Prozeß ist besonders vorsichtig auszuführen, da es sonst auch zu einer Inaktivierung des Wirkstoffs Kokain kommen kann. Ist die Oxidation abgeschlossen (Hinweis durch Farbveränderung) und um die Kokainbase zur Präzipitation zu bringen, wird der chemische Prozeß durch Zugabe von Ammoniak abgebrochen.

Der letzte Schritt der Reinigung besteht in der Umwandlung zu Kokainhydrochlorid, die am meisten gehandelte Form von Kokain auf der Straße. Zu diesem Zweck wird die Kokainbase in Ether und Azeton aufgelöst. Da das Alkaloid in Wasser schlecht, in organischen Lösungsmitteln jedoch gut löslich ist, wird eine Trennung erreicht. Anschließend wird Salzsäure (HCl) zugegeben, wodurch es zur Ausfällung von Hydrochloridkristallen kommt, die in Wasser gut löslich sind. Diese Kristalle werden gesammelt, getrocknet und als Straßenkokain verkauft. Der Grund für diese chemische Umwandlung von Kokainhydrochlorid ist seine gute Wasserlöslichkeit. Hierdurch kann es injiziert werden, es kann auf Schleimhäute zum Zwecke der Resorption aufgetragen werden (Kokainschnupfen) und es ist zum Zwecke der Lagerung stabiler.

Dieses Kokainhydrochlorid wird jedoch von immer mehr Abhängigen wieder in seine Ausgangsform, die Kokainbase überführt (Crack), damit es geraucht werden kann. Denn die Kokainbase weist eine größerer Lipophilie (Fettlöslichkeit) als das Hydrochlorid auf, so daß innerhalb kürzerer Zeit mehr Moleküle die physiologische Barriere zum Gehirn, die Blut-Hirnschranke, überwinden können; der euphorisierende Effekt ist ausgeprägter und schneller zu erreichen. So ist aus der noch vor Jahrhunderten als heilige Pflanze der Inkas angesehenen Nutzpflanze das Rauschgift Kokain entstanden. Ähnlich sind aus dem nützlichen Brotgetreide die Droge Alkohol (Kornschnaps und Bier), aus den Weintrauben der Alkohol des Weines, aus der Mohnpflanze das Morphin, bzw. durch zusätzliche Anlagerung von Essigsäure das Heroin (Diacetylmorphin) und aus der Tabakpflanze das Nikotin als Suchtmittel hervorgegangen.

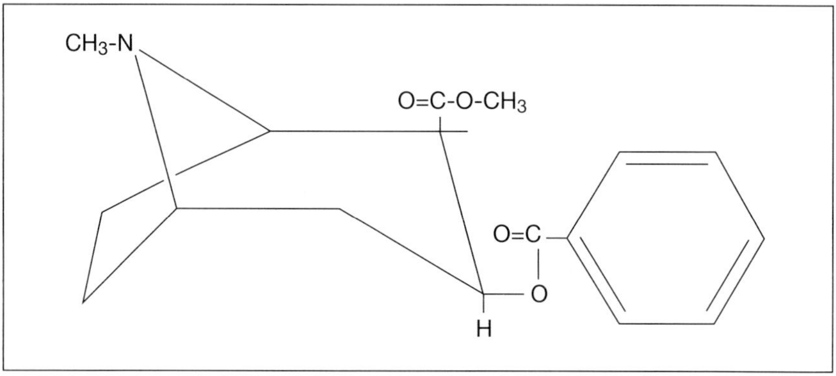

Abb. 7: Die chemische Struktur von Kokain, einem Methylbenzoylester des Ekgonins, dessen Säuregruppe mit Methylalkohol und dessen alkoholische OH-Gruppe mit Benzoesäure verestert ist.

5.1 Wirkprofil, Metabolismus und Chemie von Kokain

Chemisch gesehen ist Kokain ein Pyrol-Pyridin-Alkaloid bzw. ein Methylbenzoylekgonin mit der chemischen Strukturformel 1R, 2R, 3S,5S(-)-Methyl-[2-β-Carbomethoxy-3-β-benzoyloxy-tropancarboxylat]. Es ähnelt in seiner chemischen Struktur anderen Lokalanästhetika vom Esthertyp, indem ein aromatischer Ring (der lipophile Anteil), eine Zwischenkette (die Estherbindung) und ein endständiges, tertiäres Amin (die hydrophile Aminogruppe) vorliegt. Wegen des asymmetrischen C-Atoms kann es sowohl in einer D- bzw. in einer L-Form vorliegen. Wie für die meisten Alkaloide (ähnlich wie bei den Opioiden) kann besonders die L-Form von Kokain für die von ihm ausgehende psychotrope Wirkung verantwortlich gemacht werden.

Es wird sehr rasch durch die Blutplasmapseudocholinesterase und durch Leberenzyme hydrolytisch aufgespalten, während eine zusätzliche N-Demethylierung ebenfalls in der Leber stattfindet [10, 11]. Hierdurch kommt es zur Bildung wasserlöslicher Metabolite Methylekgonin, Norcocain und Norbenzoylekgonin, die pharmakologisch inaktiv und über die Nieren ausgeschieden werden können. Abhängig vom pH des Urins werden zwischen 9,5% und bei niedrigem pH bis zu 20% unverändert ausgeschieden. Nur geringe Anteile sind in der Galle nachweisbar. Nach intravenöser Gabe von 100 mg Kokain kommt es innerhalb von 5 Minuten zu Plasmaspitzenkonzentrationen, die innerhalb von 5 bis 6 Stunden abfallen [12]. Schon 5 Minuten nach der intravenösen Applikation von Kokain ist der Metabolit Benzoylekgonin im Urin nachweisbar und Spuren davon sind noch nach 24 Stunden vorhanden. Als sog. Screening-Verfahren bei Drogenabhängigen wird das von der Fa. Roche Diagnostics angebotene On-Trak® oder Abuscreen™ empfohlen [13]. In Deutschland steht das von der Fa. Boehringer Mannheim GmbH semiquantitative Schnelltestsystem Frontline® zur Verfügung. Im Blut kann es noch mehrere Tage nach der Einnahme nachgewiesen werden [14].

5.2 Physiko-chemische Eigenschaften des Kokains

Kokain ist das Alkaloidextrakt der Blätter des Cocabusches Erythroxylon (Folia coca) und wird in aller Regel als Kokainhydrochlorid eingesetzt. Kokain selber hat folgende physiko-chemische Eigenschaften (Tabelle 1):

Tab. 1: Zusammenfassung der physiko-chemischen Eigenschaften des Kokains (nach [6–8])

Aussehen	farbloses, geruchloses, transparentes und kristallines Pulver
Molekulargewicht	303,4
Summenformel der Base	$C_{17}H_{21}NO_4$
Schmelzpunkt	Kokainhydrochlorid 195 °C Kokainbase 98 °C
Löslichkeit von Kokainbase	gut löslich in Diethylether schlecht löslich in Wasser
Löslichkeit des Salzes	Löslich in Wasser, Alkohol, Chloroform unlöslich in Ether
Metabolismus	Pseudocholinesterase des Blutes, Leberenzyme
mittlere Verteilungshalbwertszeit ≠ Wirkanschlag	20–40 Minuten
mittl. biol. Plasmahalbwertszeit ≠ mittl. Wirkdauer	2,8 Stunden

6 Wirkung des Kokains auf das zentrale Nervensystem

Von größerer Bedeutung als die lokalanästhetische Wirkung von Kokain, die auf eine Hemmung des Na^+-Einstroms in die Nervenzelle beruht, sind die Effekte auf das zentrale Nervensystem. Es tritt in Wechselwirkung mit den im zentralen Nervensystem als Neurotransmitter fungierenden Katecholaminen Adrenalin, Noradrenalin, Dopamin und Serotonin wodurch es zu einer Zunahme der in der interneuronalen Transmission freigesetzten Moleküle kommt [5, 8, 15]. Durch eine Blockade in der Wiederaufnahme dieser im interneuronalen Spalt freigesetzten Neurotransmittoren sowie

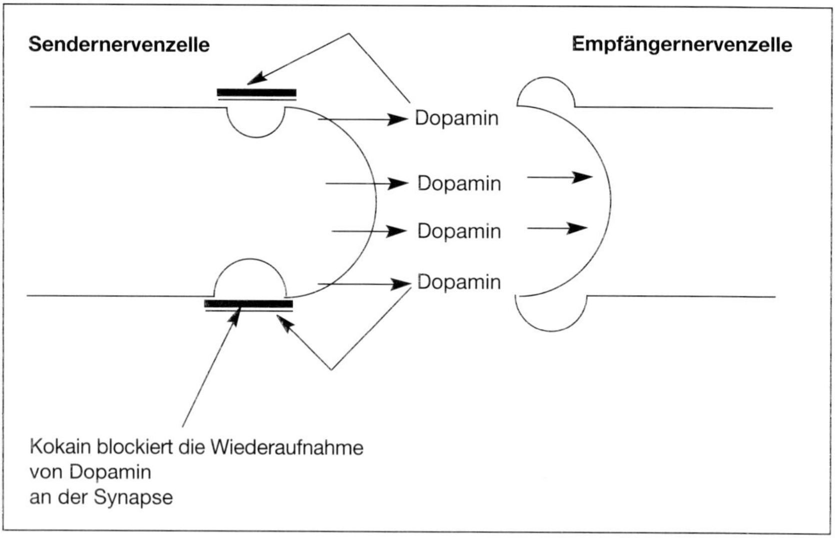

Abb. 8: Schematische Darstellung zur Wirkweise von Kokain als Wiederaufnahmehemmer (Rückführung) der im synaptischen Spalt freigesetzten Dopaminmoleküle. Dopamin staut sich in der Synapse. In ähnlicher Weise ist Kokain auch an einer Hemmung der Rückführung von Noradrenalin im synaptischen Spalt beteiligt (nach [16])

einer vermehrten Freisetzung wird eine exzessive Konzentration und Besetzung der postsynaptischen Rezeptoren mit anschließender Stimulierung ausgelöst (Abb. 8).

6.1 Beeinflussung des sympathischen Nervensystems durch Kokain

Noradrenalin ist der hauptsächlichste Neurotransmitter des sympathischen Nervensystems [5, 8, 15], das für eine Flucht- oder Kampfreaktion notwendiger Bestandteil ist. Eine Erregung des sympathischen Nervensystems produziert charakteristische Symptome gekoppelt mit einer emotionellen Erregung, wodurch eine für das Individuum potentiell gefährliche Situation besser und schneller erkannt wird, und die physiologischen Reaktionen auf diese möglicherweise gefährliche Situation angekurbelt werden. Physiologischerweise kommt es zu einer Herzfrequenzsteigerung und einem Blutdruckanstieg, einer Pupillenerweiterung und einer Zunahme der Blutzuckerkonzentration. Mit dem gleichzeitig einhergehenden Anstieg von Adrenalin wird die Aktivität des Verdauungssystems herabgesetzt, die Körpertemperatur erhöht, die Durchblutung von Gehirn und Muskulatur gesteigert, sowie eine Tonuszunahme der Spinkteren von Magen und Gallenblase ausgelöst (Abb. 9).

Noradrenalin findet sich als Neurotransmitter nicht nur in den sympathischen Nervenendigungen der Peripherie, sondern auch im zentralen Nervensystem. Es ist der hauptsächlichste Neurotransmitter im aktivierenden retikulären System (ARS) des Hirnstamms, das den Grad der Aufmerksamkeit auf äußere Reize, die Vigilanz, und die Weckreaktion steuert. Außerdem ist es eines der wichtigsten Neurotransmitter in den Regionen des Hypothalamus, die Durst, Hunger, die Körpertemperatur, den Schlaf, den sexuellen Drang und die emotionalen Äußerungen reguliert. Neben Noradrenalin ist es besonders Dopamin und Serotonin, die als Transmitter im mesolimbischen System fungieren, das Zentrum welches für Lustgefühl und Euphorie verantwortlich gemacht wird [17–19]. Bei vermehrter Freisetzung und/oder Wiederaufnahmehemmung, kommt es bei einer übersteigerten Anreicherung von Transmittoren zu anschließend verstärkten emotionellen Empfindungen.

Dopamin ist ein Vorläufer des Noradrenalins und findet sich im zentralen Nervensystems besonders im Corpus striatum, dem Nucleus accumbens

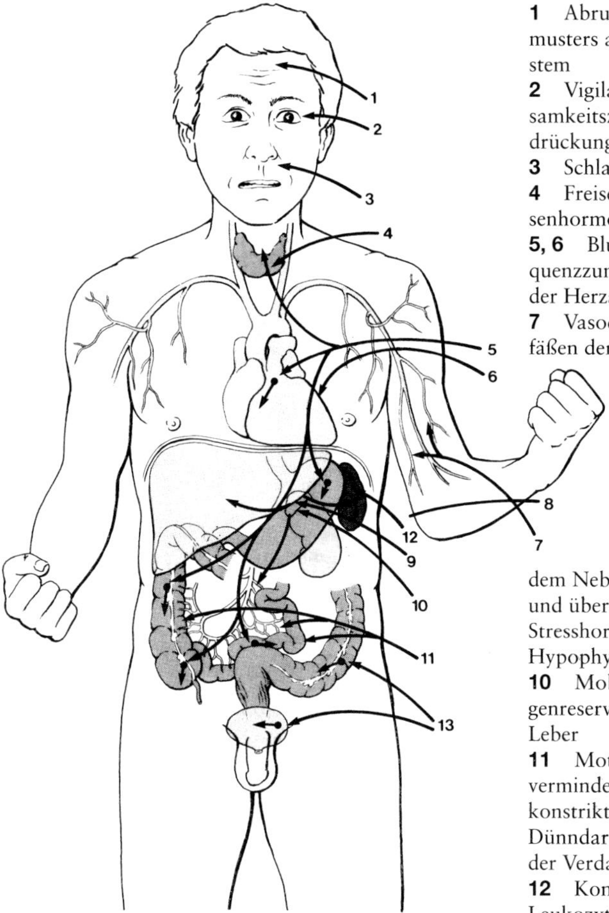

1 Abrufen eines Aggressionsmusters aus dem Limbischen System
2 Vigilanzsteigerung, Aufmerksamkeitszunahme, Unterdrückung des
3 Schlafbedürfnis
4 Freisetzung von Schilddrüsenhormonen
5, 6 Blutdruckanstieg und Frequenzzunahme durch Steigerung der Herzaktion
7 Vasodilatation in den Gefäßen der Muskulatur mit besserer Durchblutung
8 Vasokonstriktion der Gefäße der Haut mit anschließender Blässe
9 Ausschüttung der Hormone Adrenalin und Noradrenalin aus dem Nebennierenmark direkt und über die Freisetzung des Stresshormons ACTH aus der Hypophyse
10 Mobilisierung der Glykogenreserven aus Muskel und Leber
11 Motilitätshemmung und verminderte Durchblutung (Vasokonstriktion) des Magens und Dünndarms mit Einschränkung der Verdauungstätigkeiten
12 Kontraktion der Milz mit Leukozyten- und Thrombozytenzunahme im Blut
13 Tonuszunahme in Dickdarm und Blase führt zur Entleerung

Abb. 9: Durch Zunahme der Aktivitäten im sympathischen Nervensystem kommt es zu einer „Kampfreaktion" mit unterschiedlichster Beteiligung des Organismus. Eine ähnliche „Kampfreaktion" verursachen hohe Dosen von Kokain. (Modif. nach F. Netter, Ciba Medical Illustrations Vol 1, Nervous System, 1953.)

und Regionen des Hypothalamus, die Hunger und Durst regulieren. Kokain greift auch in diesen Regionen ein, so daß eine entsprechende Wirkung im Sinne eines verminderten Hunger- und Durstgefühls ausgelöst wird.

6.2. Durch Kokain ausgelöste Wirkungen

Kokain stimuliert das ZNS von oben nach unten, d.h. die ersten nachweisbaren Reaktionen gehen vom Kortex aus. Dies manifestiert sich in einer starken Euphorie, einer allgemeinen Unruhe und Erregung [8, 20, 21]. Gleichzeitig besteht eine gesteigerte kognitive Aufnahmefähigkeit und Weckreaktion. Die Fähigkeit, körperliche Aktivitäten vermehrt durchzustehen, beruht auf einer Abnahme in der Empfindung für Ermüdungserscheinungen. Über die Sympathikusstimulation wird eine Mydriasis ausgelöst.

Die über das aktivierende retikuläre System ausgelöste Ruhelosigkeit verbunden mit einer Zunahme von Empfindungen mündet in der Unfähigkeit, ruhig zu sitzen. Es treten sog. Stereotypien mit Glattstreichen, Nesteln, Zähneknirschen und Gesichtstics auf. Auf Grund der instabilen emotionellen Empfindung und einer gesteigerten Reizbarkeit, befindet sich das Individuum in Alarmbereitschaft, bereit sich zu verteidigen oder anzugreifen. Plötzliche und unvorhergesehene Bewegungen werden als feindselig empfunden, eine Tatsache, die es bei der Therapie des Intoxikierten zu berücksichtigen gilt.

Während nach geringen Dosen von Kokain die Bewegungen noch koordiniert ablaufen, führen höhere Dosen zu einer Aktivierung tieferer Zentren des motorischen Systems. Es kommt zu Hyperreflexie und Tremor, gefolgt von tonisch-klonischen Krämpfen [5, 6, 8]. Die Auswirkungen von Kokain auf das medulläre System führen zu einer anfänglichen Zunahme der Atemfrequenz und des Atemzugvolumens, eine Atmung, die schließlich in ein oberflächliches und schnelles Muster übergeht. Der Stimulation folgt die Depression mit einer irregulären Atmung vom Cheyne-Stokes-Muster. Die folgende Hypoxie führt dann, in Verbindung mit einem unzureichendem Herzschlagvolumen (Arrhythmien) und einer ungenügenden Hirndurchblutung, bei Überdosierung in vielen Fällen zu einem letalen Ausgang [5, 6, 8]. Ähnlich wie das Atemzentrum werden auch die Zentren für die Kreislaufregulation und die Chemorezeptortrigger-Zone in der Area postrema stimuliert. Es resultieren Vasokonstriktion, Hypertension sowie Erbrechen. Auch das Wärmeregulationszentrum im Dienzephalon wird durch Kokain angeregt. In Verbindung mit der intensiven Vasokonstriktion sowie einer gesteigerten Muskelaktivität, kommt es bei einer verminderten Wärmekonvextion, zu einem gefährlichen Wärmestau.

Selbst kleinste Dosen von systemisch aufgenommenem Kokain (i.e. 25 mg) führen zu einer nachweisbaren Herzfrequenzzunahme von 30% – 50% über dem Ausgangswert und zu einem Anstieg des Blutdrucks zwischen 15% – 20% über der Norm [22, 23]. Niedrige Dosen, wie sie von Kokainschnupfern, die sich nur „eine Straße gezogen haben" aufgenommen werden, führen im Gegensatz zum Flush nach intravenöser Applikation bzw. beim Crackrauchen zu geringeren Kreislaufeffekten und auch zu einem geringeren Ausmaß einer „konditionierten" Euphorie. In solchen Fällen ist öfters eine Pulsverlangsamung zu beobachten, die auf Grund eines vagalen Effektes über den Barorezeptor ausgelöst wird [5, 8]. Die bradykarde Wirkung ist nur vorübergehend und wird sehr rasch von einer Sinustachykardie gefolgt [24]. Aufgrund der vermehrten Freisetzung von Noradrenalin auch in den sympathischen Nervenendigungen des Herzens kommt es zu einer gesteigerten Irritabilität des Myokards mit Extrasystolen. In extremen Situationen, insbesondere dann, wenn zusätzlich eine Hypoxie vorliegt, mündet die gesteigerte myokardiale Erregbarkeit in Ventrikelflimmern und Exitus [5, 8].

6.3 Die zentralen Angriffsorte von Kokain

Der Grund für die weitverbreitete Anwendung von Kokain und für seinen Mißbrauch sind jedoch Effekte, die alle auf einen zentralen Angriffsort hinweisen:

1. Stark euphorisierende Wirkung;
2. gesteigerte Sinneswahrnehmung;
3. Steigerung der Kreativität;
4. anorektische Wirkung, die mit anderen Auswirkungen der zentralen Stimulanzien einhergeht. Es ist ein Effekt, den die Cocakauer einsetzen, um Hunger- und Durstgefühl zu unterdrücken;
5. Bewußtseinserweiterung;
6. Stimulation der Atmung. Dies ist als eine allgemeine Aktivierung zentralnervöser Effekte zu verstehen.

Tab. 2: Zusammenfassung der Auswirkungen von Kokain beim Menschen

- Euphorie
- Mydriasis
- Gesteigerte Sinneswahrnehmung
- Herzfrequenzsteigerung
- Blutdruckanstieg
- Appetithemmung
- Atemstimulierung
- vermindertes Schlafbedürfnis
- subjektiv gesteigerte Kreativität

Obgleich im Detail noch nicht endgültig geklärt, so sind besonders die zentral ausgelösten, euphorisierenden Effekte von Kokain durch seine Auswirkungen auf das zentrale, dopaminerge Belohnungssystem [25], das in mesolimbischen Hirnstrukturen (medialer-präfrontaler Kortex, Nucleus accumbens, Striatum, Septum, Hippocampus, ventrales Tegment) zu lokalisieren ist (Abb. 10) sowie anderen adrenergen Transmittersystemen (noradrenerge, serotonerge) zu erklären [26].

Im Normalzustand wird Noradrenalin, Serotonin und/oder Dopamin als Transmitter zur Überwindung der Synapse, der Schaltstelle zwischen den Nervenzellen, bei einem ankommenden Reiz freigesetzt. Diese freigesetzte

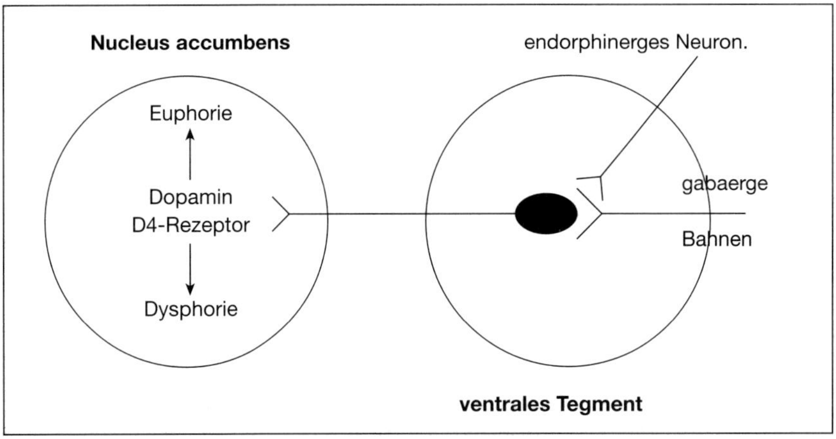

Abb. 10. Das konditionierende, dopaminerge Belohnungssystem im mesolimbischen System (nach [17–19]). Zunahme von Dopamin (DA) führt zur Euphorie, Abnahme führt zur Dysphorie.

Transmittersubstanz reagiert mit einem spezifischen Rezeptor an der postsynaptischen Membran, so daß der ursprüngliche Impuls an die folgende Nervenzelle weitergereicht wird. Der in der synaptischen Schaltstelle freigesetzte Transmitter wird zu einem Teil inaktiviert indem er abgebaut wird. Der größte Anteil wird jedoch in die Vesikel des präsynaptischen Neurons wieder rückresorbiert. Kokain hat nun die Eigenschaft, neben einer vermehrten Freisetzung von Neurotransmittern in den synaptischen Spalt, insbesondere deren Rückresorption zu hemmen. Es kommt zu einer verstärkten und verlängerten Wirkung aufgrund der Anhäufung von Neurotransmittern im synaptischen Spalt. Hieraus resultiert eine vermehrte Besetzung von Rezeptoren an der postsynaptischen Membran, so als ob ein gesteigerter Impulsstrom prä- zu postsynaptisch vorliegt. Da Dopamin eine entscheidende Rolle als Neurotransmitter, insbesondere im Limbischen System spielt, werden besonders die über dieses Areal ausgelösten Empfindungen gesteigert. Denn das Limbische System ist der entwicklungsgeschichtlich älteste Anteil im zentralen Nervensystem, in dem das gesamte Gefühlsleben lokalisiert ist. Bei einem gesteigerten Transmitterstrom wird ein Hochgefühl ausgelöst, während bei einem verminderten Transmitterstrom das Gegenteil, eine Depression empfunden wird. Hiermit läßt sich zwanglos der suchterzeugende Charakter von Kokain, aber auch der vieler anderer Suchtstoffe erklären. Durch den sich wiederholenden Gebrauch von Kokain werden jedoch die präsynaptischen Speicher für den Neurotransmitter immer mehr entleert (Hemmung der Wiederaufnahme nach Freisetzung), gleichzeitig wird aber auch eine erneute Synthese langfristig gestört. Jeder erneute Kokaingebrauch führt nur zu einer weiteren Entleerung von Neurotransmittern in den präsynaptischen Vesikeln. Für eine normale, neuronale Regulation steht anschließend weniger Transmittersubstanz zur Verfügung; es resultiert beim Anwender eine Depression. Diese Depression kann Tage bis Wochen andauern, bis sich das Transmitterdefizit wieder normalisiert hat, eine Zeit, die durch eine ruhelose Suche nach einer Beendigung der inneren depressiven Zustände charakterisiert ist und auch als Hunger nach der Droge (drug craving) bezeichnet wird. Dieses „drug-craving“ wird als ursächlich dafür angesehen, daß sich beim Kokainanwender eine Abhängigkeit einstellt. Der zwanghaften Suche nach der Droge Kokain kann somit ein biochemischer Prozeß im dopaminergen Belohnungssystem zugrunde gelegt werden, der schließlich in Abhängigkeit mündet.

6.4 Psychische und physische Abhängigkeitsentwicklung beim Kokainabusus

Der Abhängige führt sich schließlich die Droge nur zu dem alleinigen Zwecke zu, nicht nur die im Psychischen auftretenden Mangelsymptome, sondern auch die vom zentralen Nervensystem ausgelösten physischen Symptome eines Mangels aufzuheben (Tabelle 3).

Tab. 3: Die durch langfristigen Kokaingebrauch ausgelösten physischen und psychischen Effekte sowie seine direkten und indirekten organischen Auswirkungen

- Paranoide Symptome gepaart mit Aggressivität
- Taktile Halluzinationen (Kokainwanzen)
- Visuelle Halluzinationen (Schneelichter)
- Auditorische, olfaktorische oder gustatorische Pseudohalluzinationen
- Chronische Rhinitis
- Schlaflosigkeit
- Sexuelle Indifferenz
- Grippeähnliche Gliederschmerzen
- Tremor
- Anhedonische Gefühlswelt
- Depressionen
- Gewichtsverlust bis Unterernährung
- Lungenemphysem
- Myokardnekrosen
- Nasenseptumdefekt
- HIV-Infektion

7 Das „free-base"-Kokain, die gefährlichere Form des Kokainabusus

Schon die Eingeborenen von Peru und Kolumbien verwendeten und verwenden auch heute noch das Kokain in einer rauchbaren Form. Hierbei wird jedoch im Gegensatz zum Kokainhydrochlorid die Kokainpaste, die das Kokainalkaloid als Base enthält, der Gluthitze ausgesetzt. Da die Kokainbase schon bei 98° Celsius und nicht wie das Kokainchlorid erst bei 195° Celsius schmilzt, kann es geraucht werden. Zwar kann die Base geraucht, nicht aber über die Nasenschleimhaut resorbiert oder in die Vene injiziert werden. Das Salz kann jedoch über Schleimhäute resorbiert werden und es ist nach Auflösung in Wasser injizierbar. Die basische Form wiederum ist löslich in Ether aber nicht in Wasser. Das Salz dagegen löst sich in Wasser, aber nicht in Ether. Die Base weist außerdem eine höhere Lipophilie (Grad der Löslichkeit in fettähnlichen Substanzen) als das Salz auf, wodurch es, im Gegensatz zum Hydrochlorid, auch eine schnellere Aufnahme in das zentrale Nervensystem zur Folge hat. Daraus resultiert eine höhere Anreicherung von Molekülen am Rezeptor; die Wirkung tritt schneller ein und ist auch stärker. So sind bei oraler Aufnahme von Kokain nach 15 Minuten die ersten Effekte nachweisbar. Bei nasaler Anwendung setzt bereits nach 3–5 Minuten ein euphorisierender Effekt ein. Nach intravenöser Applikation vergehen nur 30–45 Sekunden bis der Kokaineffekt beim Süchtigen voll nachweisbar ist. Daher lag es nahe, nach einen Weg zu suchen, Kokain noch schneller zum Nervensystem zu führen. Ein solcher Effekt kann über die Lungen innerhalb von 5–7 Sekunden erreicht werden (Abb. 11). Diese schnellere Anschlagzeit und die Ausbildung euphorisierender Effekte der rauchbaren Form von Kokain ist einer der hauptsächlichsten Gründe, warum das Crack eine solche Popularität erreicht hat. Billigimporte aus Südamerika haben in letzter Zeit diese Entwicklung noch unterstützt.

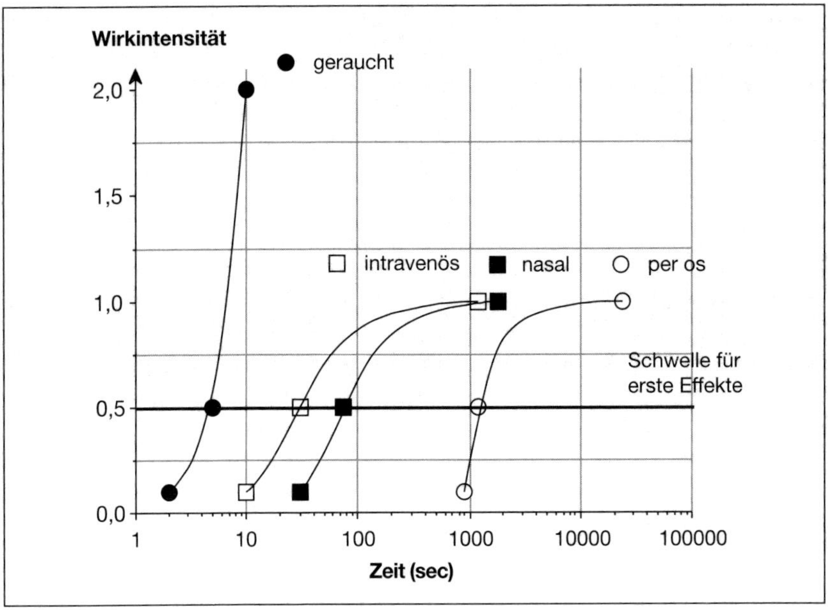

Abb. 11: Der Unterschied von Wirkanschlag und Wirkintensität (graduelle Stufung zwischen gering = 0,5; mäßig = 1; stark = 1,5 und sehr stark = 2) zwischen den verschiedenen Applikationsformen von Kokain

7.1 Verschiedene Formen des „free-basing“

Um die rauchbare Form des Kokains zu erhalten, muß nur das auf der Straße verkaufte Kokainhydrochlorid wieder zurück in die basische Form überführt werden. Hierbei bedienen sich die Abhängigen zweier Methoden:

1. **Sog. free-base- oder Etherwaschmethode:** Es ist die ursprünglichste und einfachste Form der Umwandlung in die freie Base, aber auch die gefährlichste. Hierbei wird zuerst das Kokainhydrochlorid in Wasser aufgelöst. Diese schwache Salzlösung wird nach Zusetzen von Ammoniumhydroxyd oder Ammoniumbicarbonat (Backnatron) erhitzt. Durch diesen Zusatz wird die freie Base abgespalten und fällt aus, da sie in einer alkalischen Lösung schlecht löslich ist. Anschließend wird Ether zugesetzt und die Mischung geschüttelt, so daß sich die Kokainbase in Ether löst. Abschließend wird das Ether-Kokaingemisch vom überstehenden Wasser dekantiert und in einer Petrischale erwärmt, wobei der Ether verfliegt und nur die basisch

reagierenden Kokainkristalle zurückbleiben. Mit dieser Methode erhofft sich der Süchtige auch etwaige Zusätze im Kokain, die allein zum Zwecke der Streckung hinzugefügt worden sind (Verschnitt), zu entfernen und zu einer reineren Form zu gelangen (Tab. 4). Obgleich durch diesen Prozeß viele inerte Zusätze wie Stärke, Mehl, Talkum, Rohrzucker, Laktulose oder Mannit entfernt werden können, reagieren andere weit gefährlichere Zusätze aus der Gruppe der Lokalanästhetika wie Lidocain, Tetracain, Bupivacain, Procain und Benzocain basisch, d.h. sie gehen beim Freisetzen der Base mit in den Äther über. Werden diese Lokalanästhetika in Verbindung mit Kokain geraucht, kommt es zu einer unvorhersehbaren Verstärkung der toxischen Wirkung. Ein weiterer gefährlicher Schritt bei diesem Verfahren besteht in der Verwendung von Ether und der anschließende Umgang mit Feuer zum Zwecke des Erhitzens beim Rauchen. Wegen der leichten Entflammbarkeit des Ethers ist bei unsachgemäßer Handhabung die Gefahr von Verpuffung oder Explosion besonders groß. Deswegen ist die anfänglich populäre Ätherwaschmethode verlassen worden und es hat sich der Kokainmarkt der Freisetzung der Base (dem „free-basing“) mit Hilfe der Backpulvermethode zugewandt.

Tab. 4: Zusammenfassung der zum Verschnitt von Kokain verwendeten Substanzen (nach [7, 15])

inerte Stoffe	aktive Stoffe	Lokalanästhetika
Mannit	Amphetamine	Lidocain
Laktulose	Koffein	Procain
Saccharose	Phenylpropanolamin	Benzocain
Maltose	Phencyclidin	Tetracain
Inosit	Chinin	Bupivacain
Stärke	Yohimbin	
Mehl	Ephidrin	
Talk		

2. **Backpulvermethode:** Hierbei wird dem Kokainhydrochlorid etwas Wasser und anschließend Natriumbicarbonat (Backpulver, Backnatron) zugesetzt. Anschließendes Erhitzen führt zur Bildung von NaCl (Kochsalz) und das Backpulver zersetzt sich zu H_2O und CO_2, die beim Erhitzen entweichen. Zurück bleiben die basisch reagierenden Kristalle, die als **„Crack“** bzw. **„Rockkokain“** (Stein) auf der Straße gehandelt werden.

8 Nebenwirkungen bei Kokainüberdosierung

8.1 Therapeutische Breite von Kokain

Kokain hat eine geringe therapeutische Breite, d.h. schon eine geringe Dosissteigerung führt zu unerwünschten Nebenwirkungen von Seiten des zentralnervösen und kardiovaskulären Systems. Im medizinisch-klinischen Bereich wird als noch sichere Dosis 3 mg/kg angegeben [6, 24, 27, 28].

Die letale Dosis von Kokain variiert stark, beträgt jedoch im Mittel bei einer 70 kg schweren Person, wenn keine Gewöhnung vorliegt, bei oraler Aufnahme 1–2 g. Bei intravenöser oder subkutaner Anwendung sowie bei der Inhalation beträgt die Dosis, bei der schwere Nebenwirkungen zu erwarten sind 200–300 mg/70 kg bei fehlender Gewöhnung und zwischen 750 bis 800 mg/70 kg bei Gewöhnung [5, 8]. Die individuelle Empfindlichkeit ist jedoch außerordentlich unterschiedlich und eine Toxizität nimmt insbesondere dann zu, wenn Pharmaka, die das kardiovaskuläre System beeinflussen, zusätzlich dem Kokain als Verschnitt zugegeben werden (s.u.). Besonders dann, wenn wegen eines Defizits metabolisierender Esterasen der Leber eine relative Überempfindlichkeit vorliegt, können schon Dosen von 20 mg für einen Menschen tödlich sein [29].

Kokain wird bei oraler Aufnahme rasch im Magen hydrolysiert und ist deshalb einer oralen Applikationsform auf mg-Basis weniger toxisch als bei einer Aufnahme über die Schleimhäute, über die Lungen oder bei intravenöser Anwendung. Fatale Folgen können jedoch schon durch so geringe Dosen wie 25 mg von geschnupftem Kokain, wie einige Fälle demonstrieren konnten, auftreten [5, 8, 30].

8.2 Der Verschnitt von Kokain auf der Straße

In der gesamten Verteilerkette, angefangen vom Hersteller über den Großverteiler bis hin zum kleinen Dealer, wird Kokain durch Zusätze verschnitten. Hierdurch wird nicht nur das Gewicht vergrößert, es werden auch andere, weit weniger potente psychoaktive Stoffe zugesetzt, um für den Wirkverlust aufzukommen. Insbesondere wird beim Straßenkokain eine Form des Verschnitts angeboten, die als die „anästhetische Form" bekannt geworden ist. Hierbei handelt es sich um den Zusatz von Procainkristallen, Lidocain oder irgendeinem anderen Lokalanästhetikum. Diese Form der „Streckung" von Kokain wird allein zu dem Zwecke durchgeführt, daß beim Abhängigen, der sich zur Testung eine Probe auf der Zungenspitze zergehen läßt bzw. eine Probe schnupft, das Gefühl einer lokalen Sensibilitätsstörung ausgelöst wird. Dem potentiellen Käufer wird hiermit eine höhere Reinheitstufe vorgegaukelt. Das Hauptproblem bei Verschnitt ist, daß die zugesetzten Stoffe (Tab. 4) die Toxizität von Kokain steigern. Die Toxizität wird besonders durch den Zusatz von aktiven Stoffen wie PCP (Phencyclidin), Amphetamin oder Phenylpropanolamin, das sich besonders in vielen Grippemedikamenten findet, verstärkt. Phenylpropanolamin hat die Eigenschaft, die kardiovaskulären Effekte von Kokain zu verstärken und seine Wirkung auch zu verlängern. Ein weiterer aktiver Stoff im Verschnitt ist das Yohimbin, ein zentraler **α_2-Antagonist**, der im Gegensatz zu Clonidin, einem **α_2-Agonisten**, eine verdrängende Wirkung am noradrenergen Rezeptor entfaltet. Dieses Pharmakon führt, in Kombination mit Kokain genommen sowohl zu einer Verstärkung der blutdruck- und herzfrequenzsteigernden Wirkung als auch zu einer muskulären Hyperaktivität. Allein verabreicht, dient Yohimbin aufgrund seiner allgemein stimulierenden Wirkung in der Medizin als Aphrodisiakum.

8.3 Akute Auswirkungen einer Kokainüberdosierung

Kokain führt anfänglich zu einem **Fortfall der Hemmungen**, einer **gesteigerten Libido** und einem **Bedürfnis nach körperlicher Bewegung** (Tanzwut). Im weiteren Verlauf stehen die Auswirkungen von Seiten des sympathischen Nervensystem des Gehirns im Vordergrund, das seinerseits besonders das kardiovaskuläre und das respiratorische System aktivieren. Auf Grund der in zunehmendem Maße gerauchten Form von Kokain, werden auch Intoxikationen mit Kokain in den Notfallambulanzen immer häufiger beobachtet. Georg Gay von der Height-Ashbury Klinik in San Francisco hat 3 verschiedene Phasen bei der akuten Intoxikation mit Kokain und deren anschließende Behandlung beschrieben [31].

8.3.1. Phase der frühen Stimulation

Diese Reaktionen können in unterschiedlicher Ausprägung bei Abhängigen beobachtet werden und sind schon durch geringe Dosen von Kokain auszulösen:

- Euphorie verbunden mit einem gesteigerten Wohl- und Lustgefühl;
- Redezwang (Logorrhoe);
- Nausea, Emesis;
- innere Erregung und körperliche Unruhe;
- Zähneknirschen (Bruxismus);
- migräneartige Kopfschmerzen;
- kalter Schweiß;
- Fibrillationen kleiner Muskelgruppen, besonders im Gesicht, an den Fingern und den Füßen;
- präkonvulsive Bewegungen mit Gesichtstics;
- taktile Pseudohalluzinationen(Kokainwanzen), die bei Abhängigen zu Hautexkoriationen am Rumpf und den Armen führen;
- zusätzlich können visuelle (Schneelichter), auditorische (Fußschritte verfolgen mich), olfaktorische und/oder gustatorische Halluzinationen auftreten [35];
- akute Kokainpsychose, die einer paranoiden Schizophrenie ähnlich ist;
- erhöhte Körperkerntemperatur;
- Kreislaufeffekte mit Blutdruckanstieg (15%–20% über der Norm), einer anfänglichen Bradykardie gefolgt von Pulsunregelmäßigkeiten und Tachykardie (30%–50% über der Norm);
- ventrikuläre Extrasystolen (Abb. 12);
- Zunahme von Atemfrequenz und Atemminutenvolumen;
- subjektives Gefühl, daß etwas nicht stimmt und der persönliche Untergang bevorsteht. Diese Empfindung geht der nächsten Phase, dem Kreislaufkollaps voran und verlangt ein sofortiges medizinisches Eingreifen.

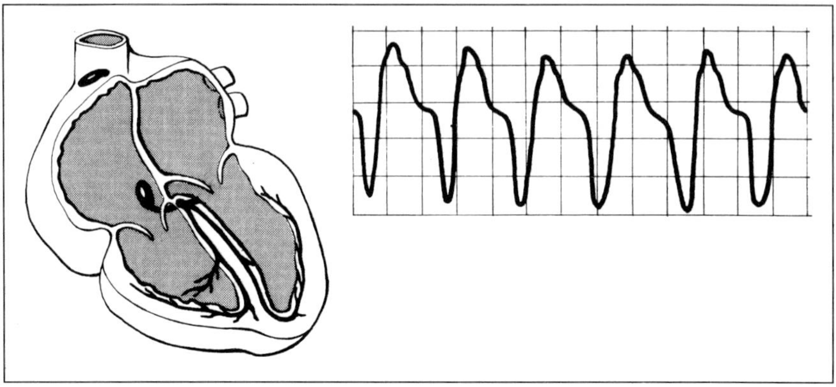

Abb. 12: Die Kammertachykardie wie sie sich im Elektrokardiogramm (EKG) darstellt, um schließlich in Kammerflattern oder der gefährlichsten Form, dem Kammerflimmern überzugehen

8.3.2. Phase der späten Stimulation

- Verminderte Reaktion auf alle äußeren Reize;
- allgemeine Hyperreflexie;
- Konvulsionen mit tonisch-klonischen Muskelkontraktionen;
- Status epilepticus;
- Inkontinenz;
- maligne Enzephalophathie möglich;
- weiterer Anstieg von Blutdruck und Herzfrequenz;
- gelegentlich auch Blutdruckabfall bei ventrikulären Arrhythmien;
- schneller unregelmäßiger und schlecht tastbarer Puls;
- erst eine periphere, dann eine zentrale Zyanose;
- Atmung ist irregulär mit Übergang in Cheyne-Stokes-Atmung gefolgt von einer progressiven Hypoxie. Hieran schließt sich an die

8.3.3. Phase der Depression

In dieser Phase ist gewöhnlich alles vorüber; es bleibt nur noch die Pathologie.

Als Konsequenz einer anhaltenden Überstimulation aller Funktionen des zentralen Nervensystems kommt es jetzt zu einem Versagen sowohl der atem- als auch der kreislaufregulatorischen Funktionen. Der Patient verstirbt an einem Versagen des Kreislaufs meistens durch Kammerflimmern, seltener durch Herzstillstand, einem Versagen der Atemfunktion durch Atemstillstand und/oder Lungenödem mit agonaler Schnappatmung oder einer Lähmung der medullär lebenswichtigen Hirnzentren mit Koma und anschließend fixierten und dilatierten Pupillen. Um noch rechtzeitig einzugreifen, muß noch vor der depressiven Phase interveniert werden.

8.4 Differentialdiagnose bei Kokainintoxikation

Das Bild einer akuten Kokainintoxikation kann dem Bild einer **Hyperthyreose** recht ähnlich sein und zur Verwechslung Anlaß geben. Denn auch hier führt die starke Sympathikuserregung zu einem Glanzauge mit Pupillenerweiterung, einer deutlichen Tachykardie, einer Rötung des Gesichtes, einer Hyperhydrosis einer Hyperventilation, sowie einem feinschlägigen Tremor der Hände in Gefolge von Temperatur- und Blutdruckanstieg, gesteigerten Sehnenreflexen und einem positiven Chvostek. Hinweisend auf eine Kokainvergiftung ist jedoch die bei den Süchtigen oft typische Erscheinungsform mit ungepflegtem Äußeren und einer entsprechenden Umgebung – Hinweise, die jedoch nicht obligat vorliegen müssen. Die einer **Atropinvergiftung** ähnlichen Erscheinungsform unterscheidet sich von der akuten Kokainintoxikation durch das Fehlen von trockenen Schleimhäuten, durch das Schwitzen und durch das Erhaltensein der zwar trägen Pupillenreaktion auf Licht und Konvergenz und das Fehlen einer sonst nachweisbaren Akkommodationslähmung.

9 Therapeutisches Vorgehen bei einer Überdosierung mit Kokain

Ein sofortiges Einleiten aller notwendigen Wiederbelebungsmaßnahmen ist essentiell, wenn es darum geht, die potentiell letalen Überdosierungsreaktionen nach Kokain in den Griff zu bekommen. Hierbei stehen die Basismaßnahmen einer kardiopulmonalen Wiederbelebung mit anschließender intensivtherapeutischer Überwachung im Vordergrund (**ABC** der Wiederbelebungsmaßnahmen; s. Tab. 5). Medikamentös folgt dem ABC der Wiederbelebungsmaßnahmen die intravenöse Gabe von Glucose 50%, die Injektion von Thiamin (Vitamin B_1) und die titrierte Gabe des Opiatantagonisten Naloxon (Narcanti®) in einer Dosierung von 2 mg. Durch dieses Vorgehen können andere, evtl. gleichzeitig vorliegende Ursachen einer Bewußtlosigkeit des Patienten, wie z. B. eine Hypoglykämie oder eine Opioidüberdosierung ausgeschlossen werden. Speziell im letzten Fall muß daran gedacht werden, daß Patienten mit einer Kokainintoxikation des öfteren gleichzeitig auch ein Opioid zu sich genommen haben.

Tab. 5: Erstmaßnahmen bei Patienten mit Bewußtseinsverlust

- A = Atemwege frei machen
- B = Beatmen
- C = Zirkulation herstellen
- 100 ml 50% Dextrose i.v.
- Thiamin 100 mg i.v.
- Naloxon 2 mg i.v.

Eine Überdosierung mit Kokain muß genau so wie eine Überdosierung mit einem anderen zentralen Stimulanzien wie z. B. mit Amphetamin, Metamphetamin oder MDMA (3,4-Methylendioxymethamphetamin, sive Ecstasy) behandelt werden. Da zum einen zu viel Zeit vergehen würde bis ein toxikologisches Ergebnis vorliegt und zum anderen der Verschnitt mit anderer Stoffen zum Zwecke der Streckung (Amphetamin, Phencyclidin, Yohimbin, Phenylpropanolamin usw.) die kardiotoxische Wirkung von

Kokain verstärkt, erfolgt eine symptomatische Therapie mit dem Ziel, den übersteigerten Sympathikotonus zu dämpfen und den Patienten so lange zu stabilisieren, bis die Wirkung der Droge abgeklungen ist. An erster Stelle steht eine Behandlung der kardialen Symptome, insbesondere der gesteigerten und gestörten Erregungsleitung des Myokards. Hierbei wurde in alten Berichten dem β-Blocker Propranolol eine besondere Stellung eingeräumt [32]. Jedoch ist nach neueren Berichten Propanolol zu vermeiden, da es als $Beta_2$-Blocker gleichzeitig eine Alpha-Stimulation bewirkt, die zu einer letalen hypertensiven Krise und einem Spasmus der Koronargefäße führen kann. Obgleich kontrollierte Studien hierzu noch nicht vorliegen, ist ein Calciumantagonist (z.B. Verapamil), der kurzwirkende und reine $Beta_1$-Blocker Esmolol oder der gemischt wirkende Beta-/Alpha-Blocker Labetolol zu empfehlen (Tab. 6). Bei ventrikulären Extrasystolen muß Lidocain (50–100 mg i.v. evtl. wiederholt) eingesetzt werden.

9.1 Spezielle Behandlungsmaßnahmen bei Kokainüberdosierung

9.1.1 Therapie bei gesteigerter Erregbarkeit des Herzens

Auf Grund des gesteigerten Sympathikotonus und durch die verstärkte Freisetzung von Adrenalin und Noradrenalin an den sympathischen Nervenendigungen des Herzens kommt es u.a. zu Rhythmusstörungen. Diese sind sofort zu therapieren, damit einem Kammerflimmern vorgebeugt wird.

Tab. 6: Therapeutika zur Behandlung eines gesteigerten Sympathikotonus bei Kokainintoxikation auf das Kreislaufsystem

• Ventrikuläre und supraventrikuläre Arrhythmien	
	– Esmolol, Labetolol
	– Calciumantagonisten (z.B. Verapamil)
• Tachykardie	– Lidocain (50–100 mg i.v.)
• Hypertonie	– Clonidin 0,15 mg i.v., falls keine Reaktion → Nitroprussidnatrium oder Nitroperfusor

9.1.2 Therapie bei gesteigerter Erregbarkeit des zentralen Nervensystems

Neben einer gesteigerten Vulnerabilität des Myokards gekoppelt mit der Gefahr von Kammerflimmern, ist die gefürchtetste Komplikation einer Kokainintoxikation der epileptische Anfall. Dieser kann sehr bald nach der Kokainaufnahme eintreten und ist als Prodrom einer gefährlichen Arrhythmie anzusehen, die von Kammerflimmern gefolgt wird. Die Therapie eines epileptischen Anfalls, wenn er durch eine Kokainintoxikation ausgelöst worden ist, besteht in der intravenösen Gabe von kurzwirkenden Barbituraten (Tab. 7) wie z.B. Thiopental oder einem Benzodiazepin wie z.B. Diazepam (Valium®) bzw. Midazolam (Dormicum®). Die zusätzliche Gabe von Succinylcholin (1 mg/kg) in Verbindung mit Intubation und kontrollierter Beatmung sollte dann in Erwägung gezogen werden, wenn eine sofortige Unterbrechung der unkoordinierten tonisch-klonischen Muskelkontraktionen angezeigt ist. Da theoretisch, insbesondere in Gegenwart von Kokain, durch die hierdurch ausgelösten Muskelfaszikulationen, eine maligne Hyperthermie ausgelöst werden könnte, soll Dantrolen (2,5 mg/kg i.v.) bereit gehalten werden. Es bewirkt eine Hemmung der Calciumfreisetzung aus dem sarkoplasmatischen Retikulum der quergestreiften Muskulatur und der durch die Calciumfreisetzung resultierende Muskelspasmus wird gelöst. Langwirkende, kompetetive, nicht-depolarisierende Muskelrelaxanzien wie z.B. Pancuronium (8 mg) oder Vecuronium bzw. Tracrium sind in solchen Fällen evtl. sicherer. Hierbei muß jedoch die relativ lange Anschlagzeit von bis zu 4 Minuten bedacht werden.

Tab. 7: Behandlungsmaßnahmen bei den durch Kokainüberdosierung ausgelösten zentralen Erregungszuständen

• Gesteigerte zentrale Erregung – Tonisch-klonische Krämpfe – Status epilepticus	{ Thiopental (50 – 100 mg i.v.) oder { Diazepam (5 – 20 mg i.v.) oder { Dormicum (5 – 15 mg i.v.) oder { Clonazepam (1 – 2 mg i.v.)
• Hyperthermie	Oberflächenkühlung mit Eiswürfel, feuchten Tüchern, Ventilator

9.1.3 Therapie bei Erhöhung der Körperkerntemperatur

Da jegliche therapeutischen Maßnahmen, insbesondere zentral-dämpfende Medikamente, bei normaler Körperkerntemperatur eine optimale Wirkung entfalten, sollte auch eine durch die zentrale Sympathikusenthemmung gesteigerte Temperaturerhöhung mit allen Mitteln gesenkt werden. Diese Erhöhung der Körpertemperatur wird durch einen gesteigerten Metabolismus hervorgerufen, wobei maßgeblich der Sympathikus und das Temperaturregulationszentrum im Hypothalamus beteiligt sind. So induziert Kokain nicht nur eine über den Sympathikus ausgelöste Grundumsatzsteigerung, es wird gleichzeitig auch der Regelkreis für die Körperkerntemperatur auf einen erhöhten Sollwert eingestellt.

Tab. 8

- **Vom Patienten angegebene Symptomatik**

  Zunächst Euphorie, dann Angstgefühl
  psychische Alteration, innere Unruhe, Bewegungsdrang,
  Logorrhoe, Hyperhydrosis, fibrilläre Zuckungen einzelner
  Muskelgruppen und schließlich Bewußtlosigkeit mit Krämpfen

- **Anamnese**

  Befragen des Patienten oder der Angehörigen
  Welche Erkrankung hat der Patient?
  Welche Medikamente oder Rauschdrogen nimmt er?
  Welche Medikamente oder Rauschdrogen sind im Haus?
  Nimmt er Appetitzügler? Hat er Übergewicht?
  Ist er Leistungssportler? (Doping!)

- **Inspektion der Umgebung**

  Leere Arzneimittelpackungen, Drogenbriefchen?
  Arzneimittel- oder Drogenreste im Glas, in der Spritze?
  Kontrolle von Abfall, Küche, WC (Asservierung !)

- **Sofortdiagnostik**

  Puls ⟶ Tachykardie
  Blutdruck ⟶ Hypertonie
  Pupille ⟶ Mydriasis
  Körpertemperatur ⟶ Hyperthermie
  Einstichstellen ⟶ Drogenkonsum
  Ulzcration der Nasengänge
  oder des Nasenseptums ⟶ Kokain

9.2 Systematisches Vorgehen bei Verdacht auf eine Kokain-, Designerdrogenintoxikation und Therapieschema bei gesicherter Überdosierung

Da eine Kokainintoxikation oder eine Intoxikation mit Amphetaminabkömmlingen (Ecstasy, MDE, MDA) am Anfang noch nicht das Vollbild aufweisen muß und auch andere, das ZNS stimulierende Substanzen (Phencyclidin, Yohimbin, Amphetamin) ein ähnliches Bild hervorrufen können, sind die Symptome sorgfältig zu beobachten. Während die Symptomatik Hinweise auf eine Intoxikation zuläßt, kann schon aus der Eigen- oder Fremdanamnese auf die drohende Entwicklung einer Intoxikation geschlossen werden (Tab. 8).
Da Kokain und Designerdrogen öfters zum Zwecke der Streckung mit anderen Substanzen verschnitten sind, die die kardiotoxische Wirkung von Kokain verstärken, erfolgt eine symptomatische Therapie immer mit dem Ziel, den übersteigerten Sympathikotonus zu dämpfen und den Patienten so lange zu stabilisieren, bis die Wirkung der Droge abgeklungen ist.

Tab. 9: Therapieschema der Notfallmaßnahmen bei einer Intoxikation mit Kokain bzw. Amphetaminabkömmlingen. *Bei der Intoxikation steht die Basistherapie der erweiterten lebensrettenden Sofortmaßnahmen im Vordergrund. An erster Stelle ist eine Behandlung der kardialen Symptome insbesondere der gesteigerten und gestörten Erregungsleitung des Herzens anzustreben.*

Patient ist nicht ansprechbar

- **A** = Atmung überprüfen (Hand auf das Epigastrium) Atemwege freimachen (Kopf überstrecken) und freihalten (evtl. Güdel-Tubus).
- **B** = Bei Atemstillstand beatmen. Wegen Kontaminationsgefahr bei Atemspende Schutztuch verwenden; besser beatmen mit Atembeutel und Sauerstoff, wenn möglich, intubieren. Notarzt telefonisch durch Helfer(in) anfordern.
- **C** = Zirkulation überprüfen (beidseitiger Karotispuls). Bei Herzstillstand Beatmen und externe Herzkompression im Wechsel. Einhelfermethode 2/15, Zweihelfermethode 1/5.
- **D** = Drogen oder Medikamente für die Reanimation.

Bei **hypertoner Krise (RR > 220/130).**

- Glycerolnitrat (Nitrolingual®) Spray 4 Hübe oder
- Nifedipin (Adalat®) 5–10 mg/Kapsel oder
- Urapidil (Ebrantil®) 25–50 mg intravenös oder
- Clonidin 0,15 mg langsam intravenös. Evtl. nach 15 min erneute Injektion.

Tab. 9: Fortsetzung

- **E** = EKG zur Arrhythmiediagnose.
  Bei **Kammerflimmern** zählt die Defibrillation zu den Basismaßnahmen und sollte so rasch wie möglich durchgeführt werden. Sie ist die einzige reelle Überlebenschance für den Patienten. Präkordialer Faustschlag und medikamentöse Umkehr des Kammerflimmerns in Sinusrhythmus ist selten wirksam.
  - 2 Defribrillationsstöße mit je 200 Joule;
  - ab dem 3 Schock 300 Joule, da der elektrische Widerstand zwischen Herz und Elektroden durch die ersten beiden Stöße zugenommen hat;
  - ab dem 4. Schock 360 Joule oder maximale Energie;
  - 3 x je 2 Elektroschocks hintereinander, alternierend mit den anderen Basismaßnahmen.

Rhythmusstörungen sind sofort zu therapieren, um einem Kammerflimmern vorzubeugen.

Bei ventrikulären und supraventrikulären Arrhythmien:
- Esmolol (Brevibloc®) 0,25 mg/kg langsam i.v. oder
- Verapamil (Isoptin®) 2,5–5,0 mg fraktioniert i.v. oder
- Sotalol (Sotalex®)1,5 mg/kg intravenös

Bei Tachykardie: Lidocain (Xylocain®) 50–100 mg intravenös

Bei Asystolie: Adrenalin (Suprarenin®, 1 ml Lösung 1:1000 plus 9 ml 0,9% NaCl) davon 4 ml i.v. oder notfalls über den Endotrachealtubus; Volumensubstitution mit Plasmaexpandern oder Elektrolytlösungen.

Neben der gesteigerten Vulnerabilität des Myokards gekoppelt mit der Gefahr von Kammerflimmern ist die gefürchtete Komplikation der epileptische Anfall. Prodrom eines epileptische Anfalls nach Kokain und/oder Designer-Drogenintoxikation ist die Arrhythmie oder das Kammerflimmern!

- **F** = Fokaltherapie bei epileptiformen Krämpfen
  - Thiopental (Trapanal®) 50–200 mg i.v. oder
  - Diazepam (Valium®) 5–20 mg i.v. oder
  - Midazolam (Dormicum®) 2–5 mg i.v.

9.3 Vermeidbare Fehler bei der Therapie einer beginnenden Kokainüberdosierung

Die ersten Symptome einer Kokainüberdosierung, ohne daß sich das volle Bild einer Intoxikation ausbildet bzw. ausgebildet hat, führt neben der ausgesprochenen Angeregtheit zu Störungen im logischen Gedankenablauf und einer typischen Weitschweifigkeit. Bei psychopathischer Konstitution

Tab. 10: Die bei Kokainüberdosierung zu vermeidenden, therapeutischen Maßnahmen (nach [31])

- **P**hysische Restriktion
- **P**henothiazine in steigenden Dosen
- **P**sychiatrische Abteilung

können sich paranoide und akustische Halluzinationen manifestieren mit Verfolgungswahn, Angstzuständen und einer hieraus ableitbaren aggressiven Verhaltensweise. In Unkenntnis der zu Grunde liegenden Ursache verleitet diese Symptomatik den Arzt und das medizinische Personal öfters zu einer fehlgeleiteten 3P-Therapie (Tab. 10). Da der Zeitpunkt einer individuell sich voll ausgebildeten Kokainüberdosierung nicht vorhersehbar ist, werden Patienten mit den Zeichen einer beginnenden Kokainüberdosierung häufig falsch behandelt. Sie versterben anschließend entweder in der geschlossenen Abteilung einer Nervenklinik oder in der Einzelzelle des Polizeireviers an den Folgen einer voll entwickelten, akuten Intoxikation (s.o.). Bei Konfrontation mit einem Abhängigen, bei dem sich das volle Bild einer Intoxikation noch nicht entwickelt hat, müssen folgende Fehler vermieden werden, die sonst nur in eine Verstärkung des übererregten zentralen Nervensystems und des kardiovaskulären Systems münden würden. Der Kokainabhängige mit den beginnenden Zeichen der Intoxikation bedarf deswegen einer engmaschigen Überwachung, am besten einer Abteilung mit allen Möglichkeiten der Reanimation. Der Abhängige muß wie ein Individuum behandelt werden, welches „eines der potentesten, das Ego-verstärkenden Drogen, das die Menschheit momentan kennt" eingenommen hat, ein Individuum, das im Faustischen Sinne, „seine Seele für Kokain verkauft hat". Deswegen muß der Abhängige auch als ein solcher akzeptiert werden. Dies beinhaltet die echte Bereitschaft, auf den Abhängigen zuzugehen und ihm in verständlichen Worten klar zu machen, daß er in seinem Wunsch nach Lustgewinn zu weit gegangen ist. Das sofortige

Tab. 11: Die Kunst („ART") der Behandlung des Kokainsüchtigen mit noch nicht voll ausgebildeter Symptomatik (nach [31])

- **A** = Akzeptanz der Situation
- **R** = Reduktion äußerer Reize
- **T** = Herunterreden („Talk-down")

Ziel ist die Vermeidung sämtlicher Reize, die als Auslöser einer sympathikotonen Überreaktion dienen könnten (Tab. 11). D.h. der Abhängige sollte in einen abgedunkelten Raum gebracht werden, indem versichert wird, daß ihm alle nur helfen wollen. Schließlich ist ein „Herrunterreden“ der Situation ein probates Mittel, die sonst zur Ruhigstellung des Patienten notwendigen Sedativa zu vermeiden.

10 Langzeiteffekte nach chronischem Kokaingebrauch

10.1 Auswirkungen aufgrund der Entspeicherung von Neurotransmittern

Beim Abhängigen, der eine akute Intoxikation überlebt hat, aber auch beim regelmäßigen Anwender der meint, daß er nicht so viel und zu oft die Droge benutzt hat, um abhängig zu werden, sind chronische Effekte nachweisbar. Als Konsequenz einer stetigen Entladung der Dopaminspeicher im zentralen dopaminergen Belohnungssystem (Kokain als „Wiederaufnahme"-Hemmer) und einer sich stetig verlangsamenden natürlichen Synthese des Neurotransmitters, insbesondere im Limbischen System, kommt es zu paranoiden und psychotischen Manifestationen. Diese Effekte sind auch bei chronischem Gebrauch anderer Stimulanzien des ZNS (Amphetamin, Methylphenidat usw.) nachweisbar, wobei Verhaltensabnormalitäten mit Depressionen, eine gesteigerte Irritabilität, Halluzinationen bis hin zu einem Verfolgungswahn offenkundig werden (Tab. 12). Letztlich führen diese Auswirkungen auch dazu, daß ein Rückfall, selbst nach einer erfolgreichen akuten Entgiftung, in den meisten Fällen nicht zu vermeiden ist.

Tab. 12: Psychische und organische Auswirkungen nach chronischem Kokainabusus

- Depressionen
- Schlaflosigkeit
- Irritabilität
- Halluzinationen
- Verfolgungswahn
- Taktile Sensationen (Kokainwanzen)
- Bandartige Herzmuskelnekrosen
- Umgekehrte Toleranzentwicklung
- Nasenseptumperforation
- Lungenemphysem

10.2 Folgen der Gewöhnung bei chronischer Kokainzufuhr

Die chronische Anwendung von Kokain führt zwangsläufig zu einem Zustand in dem Euphorie von Depression gefolgt wird. Mit zunehmendem Abusus wird es immer schwieriger, den Zustand der Euphorie zu erreichen. Gleichzeitig wird der Absturz in die Depression immer tiefer, ein Umstand, der wahrscheinlich durch eine zunehmende Abnahme des Neurotransmitters Dopamin im Limbischen System zu erklären ist (Abb. 13). Diese Entwicklung ist häufig bei Kokainrauchern (Crack) zu beobachten, die sich über mehrere Tage lang in einen Rauschzustand versetzt haben und anschließend ohne die „Pfeife" überhaupt nicht mehr auskommen („chasing the pipe"). Dieses Phänomen wird von chronischen Kokainanwendern als ein Zustand beschrieben, in dem die anfänglich erlebte

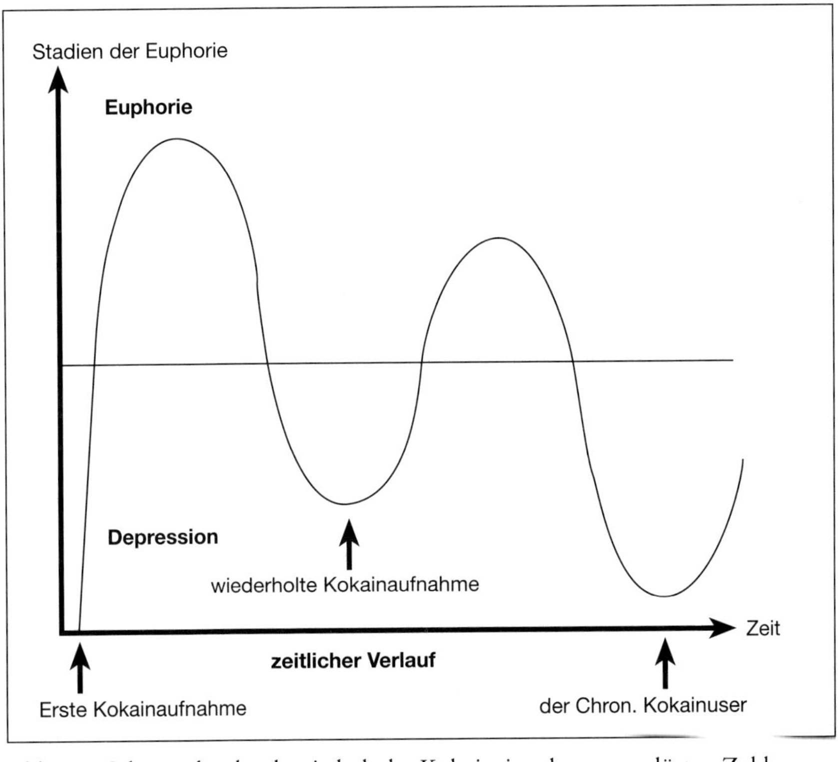

Abb. 13: Schema des durch wiederholte Kokaineinnahme ausgelösten Zyklus von Euphorie und Depression beim chronischen Anwender

Euphorie mit der folgenden Dosis nicht mehr erreicht werden kann. Dies führt zu einer Dosiserhöhung und zu immer häufigerer Kokaineinnahme. Als Endergebnis wird es immer schwieriger, eine Euphorie zu erreichen, während die depressive Phase immer ausgeprägter wird. Die **einzigen** Gründe aus diesem Auf-und-Ab von Euphorie und Dysphorie auszusteigen, sind Geldmangel und damit fehlender Nachschub an Crack. Der Kokainabhängige wird immer wieder in diesen Zyklus einsteigen, um zu diesem einmaligen Gefühl der Euphorie zu gelangen.

10.3 Komplikationen am Herzmuskel bei chronischer Kokainanwendung

Eine am Herzmuskel sich auswirkende Vasokonstriktion führt langfristig zu Endothelläsionen mit entsprechenden Auswirkungen wie Myokardinfarkt, Thrombusbildungen, Myokarditis bzw. Kardiomyopathie [33]. Häufiger jedoch sind es organische Veränderungen, die sich bei chronischer Anwendung manifestieren. Es handelt sich hierbei um die im Tierexperiment nachgewiesene Entspeicherung der für die Herzkontraktion wichtigen Enzyme der Herzens, so daß, auf lange Zeit gesehen, eine Herzinsuffizienz vorprogrammiert wird. Diese Auswirkungen können möglicherweise als Erklärung für die bei chronischen Anwendern histologisch nachgewiesenen, bandartigen Nekrosen im Myokard sein [34]. Sie werden als Ursache für eine pathologisch, maligne „re-entry Arrhythmie" nach chronischer Kokaineinnahme angesehen. Desweiteren konnte im Tierexperiment nach Kokaineinnahme (10 mg/kg) eine Kontraktion der Koronararterien im Mittel auf 85% des Ausgangswertes nachgewiesen werden, Spasmen die nicht nur lokal auftraten, sondern die gesamte Länge der Gefäße erfaßten. Hiermit ließen sich viele der akuten Todesfälle bei sonst völlig gesunden Sportlern, schon nach der ersten Einnahme von Kokain erklären [35]. Auch konnten histologisch bei verstorbenen Kokainanwendern im Myokard sog. „myokardiale Kontraktionsbänder" nachgewiesen werden. Diese charakteristischen Streifen entstehen, wenn einige Herzmuskelzellen in einem Zustand permanenter Kontraktion verbleiben [36]. Ursächlich hierfür wird der erhöhte Noradrenalinspiegel im Blut angesehen, der zu einem gesteigerten Calciumeinstrom mit einer ständigen oder übermäßigen Kontraktion von Myokardzellen führt. Diese funktionell „toten" Zellen des Myokards hindern oder blockieren die Reizleitung des Herzens; es wird für Arrhythmien anfälliger. Eine solche pathohistologische Vorbedingung kann zu pektanginösen Beschwerden und u.U. sogar zum plötzlichen Herztod von Schnupfern, ohne eine vorangehende koronare Herzerkrankung, führen [37, 38, 39]. Des weiteren muß Kokainabusus auch als Wegbereiter für eine vorzeitige Koronarverengung angesehen werden, die bis zu 75% betragen kann [40].

Die durch eine Vasokonstriktion bedingte Ischämiegefahr bleibt jedoch auch nach Absetzen von Kokain und bei Normalisierung des Blutdrucks für eine gewisse Zeitspanne weiterhin bestehen [41].

10.4 Erniedrigung der Erregungschwelle der Hirnnervenzellen beim Kokainsüchtigen (Sensibilisierung)

In einigen Hirnstrukturen verändert sich die dopaminerge Signalübertragung in ganz besonderer Weise. Durch wiederholten Kokainkonsum stimuliert, arbeiten diese Synapsen effizienter. Ein ähnliches Signal wird dann zu einer stärkeren Wirkung führen. Dieses noch nicht voll geklärte Phänomen wird als „umgekehrte Toleranzentwicklung" oder Sensibilisierung (sog. kindling) bezeichnet, ein Effekt der zwar im Experiment, jedoch noch nicht am Menschen nachgewiesen werden konnte. Hierbei ist, nach wiederholter Applikation unterschwelliger Reize im Limbischen System, in dem Dopamin als Neurotransmitter fungiert, eine Erniedrigung der Reizschwelle zur Auslösung epileptischer Anfälle nachgewiesen worden. Hierdurch könnten einige in der Praxis beobachtete Fälle zu erklären sein, wo eine folgende, jedoch niedrigere Kokaindosis, zur Auslösung von akuten Überdosierungssymptomen mit einem „grand-mal"-Anfall und Exitus geführt hat (s.a. verschiedene Phasen der Intoxikation).

10.5 Nasenseptumperforation und Rhinitis bei chronischen Kokainschnupfern

Bei intranasaler, chronischer Anwendung ist eine durch die lokale Vasokonstriktion ausgelöste Ischämie der Nasenscheidewände mit folgender Nasenseptumperforation nicht ungewöhnlich. Dies erfordert in vielen Fällen den chirurgischen Verschluß des perforierten Septums. Eine größere Bedeutung bei der Anwendung von geschnupftem Kokain hat jedoch die nach der lokalen Vasokonstriktion auftretende „rebound-Hyperämie" [42]. Hieraus resultiert öfters eine chronische Rhinitis mit sekundärer chronischer Begleitsinusitis, die als Wegbereiter zu oberen Luftwegsentzündungen angesehen werden können.

10.6 Pulmonale Schäden beim Crackraucher

Besonders werden jedoch beim Rauchen von Crack die Lungen irreparabel geschädigt. Denn ähnlich wie beim Verbrennen von Braunkohle im Schornstein, kommt es beim Verbrennungsprozeß zu sog. Crackablagerungen. Diese bestehen aus schwarz-klebrigen Klümpchen, die sich beim Rauchen einer Crackpfeife am Pfeifenboden niederschlagen und sich ebenfalls in den Bronchien und Lungenbläschen ablagern. Es resultieren Kurzatmigkeit, Hustenanfälle, Lungenschmerzen und eine erhöhte Anfälligkeit für pulmonale Infektionen. Gleichzeitig können die infizierten Atemwege Ausgangspunkt von Bakterien sein, die in den Kreislauf gelangen und zu einer bakteriellen Sepsis sowie fungalen Hirnentzündung führen. Als Langzeiteffekt bildet sich ein Lungenemphysem mit Bluthochdruck im kleinen Kreislauf aus.

10.7 Hirnfunktionsstörungen bei chronischem Kokainabusus

Der Kokainanwender, der vom gelegentlichen zum regelmäßigen Gebrauch der Droge übergegangen ist, weist neurophysiologische und neuropathologische Störungen auf. So sind im

- Positronemissionstomogramm (PET) Hirnläsionen nachweisbar;
- ein erhöhter Homovanillinsäurespiegel im Blut weist auf einen gestörten Dopaminmetabolismus hin;
- es kommt zu Defiziten im Erinnerungsvermögen;
- ein parkinsonähnlicher Tremor wird offensichtlich und
- abnorm erweiterte Ventrikel sind hinweisend für hirnatrophische Umwandlungen.

10.8 Kokainmißbrauch bei Schwangeren

Wegen der durch Kokain allgemein ausgelösten Vasokonstriktion kommt es auch zu Kontraktionen der Gefäße in der Plazenta (Mutterkuchen). Es resultiert eine Mangeldurchblutung mit vorzeitiger Ablösung und Frühgeburt. Kokain regt aber auch von sich aus Uteruskontraktionen an. Da ein diaplazentarer Durchtritt von Kokain zum Feten angenommen werden muß, regt es diesen zu Bewegungen an, was wiederum ein Spontaneinsetzen der Geburt bewirken kann [43].

11 Abstinenzsymptomatik nach Kokainabusus

Kommt es zu einem fehlenden Nachschub von Kokain so sind in den anschließenden Tagen, Wochen und Monaten folgende Abstinenzsymptome nachweisbar:

1. In den ersten 2–48 Stunden:
   - Paranoide Vorstellungen;
   - tiefer, langanhaltender Schlaf;
   - suizidale Gedanken.
2. In den folgenden 2–10 Wochen:
   - Depressionen:
   - innere Unruhe:
   - zwanghaftes Verlangen nach der Droge.
3. In den anschließenden 3–12 Monaten:
   - suizidale Tendenzen:
   - zwanghaftes Verlangen nach der Droge.

In allen Phasen der Abstinenz besteht die Gefahr des Rückfalls, so daß in den folgenden 12 Monaten nach chronischer Kokainanwendung eine medikamentöse Stützung beim Abhängigen notwendig wird. Hierbei muß unterschieden werden zwischen Pharmaka, die akute Abstinenzsymptome beim Abhängigen dämpfen und solchen, die langfristig den Zwang zur Drogeneinnahme lindern helfen.

12 Therapeutische Maßnahmen zur Entwöhnung beim chronischen Kokainabusus

Die Entwöhnung vom Kokainabusus, d.h. dem chronischen Mißbrauch, muß von der Behandlung einer Kokainabhängigkeit differenziert betrachtet werden. Prinzipiell sollte ein beginnender Abusus vor der Ausbildung einer vollen Abhängigkeit therapiert werden. Da je nach Therapiezentrum die Konzepte recht unterschiedlich gestaltet sind, werden im folgenden die häufigsten therapeutischen Ansätze ohne Wertung aufgezählt.

12.1 Akute Entgiftung des Kokainabhängigen

Dies ist ein Begriff, der für viele schon Heilung bedeutet. Jedoch beinhaltet die alleinige Entfernung der Droge aus dem Organismus noch lange nicht, daß das Verlangen nach der Droge nicht mehr existent ist. Eine akute Entgiftung ist nur der erste Schritt in einem langen Prozeß der Erholung.

12.2 Kokainfreie Umgebung

Die gewohnte Umgebung ist einer der Faktoren, die das Individuum zum wiederholten Gebrauch der Droge veranlaßt. Gelangt nämlich ein ehemaliger Abhängiger mit durchgemachtem Kokainmißbrauch wieder in das alte Milieu, ist er für weitere therapeutische Maßnahmen nicht mehr zugänglich. Sind andere Personen im Arbeits- und/oder Lebensbereich des ehemaligen Kokainabhängigen der Droge verfallen, so wird es schwierig, dem Verlangen nach der Droge zu widerstehen. Denn er wird dann zu leicht an die Droge kommen, wenn das Verlangen danach wieder auftreten sollte.

12.3 Hospitalisierung oder ambulante Therapie

Abhängig von den verschiedenen psychologischen, physischen, umgebungsbedingten und wirtschaftlichen Faktoren, muß individuell entschieden werden, ob eine mehr oder weniger strenge Überwachung während der Entgiftung und der folgenden Erholungszeit angebracht ist.

12.4 Medikamentöse Therapie beim ehemaligen Kokainabhängigen

Im Gegensatz zum pharmakologischen Ansatz bei der Methadonsubstitutionstherapie oder der Naltrexongabe zur Unterstützung in der Resozialisierungsphase beim ehemaligen Opioidabhängigen, wird bei der Kokainabhängigkeit versucht, das gestörte Neurotransmittergleichgewicht durch Pharmaka zu normalisieren und das Verlangen nach der Droge zu mindern. Hierzu dienen unterschiedliche Pharmaka mit unterschiedlichem pharmakologischen Ansatz (Tab. 13).

Tab. 13: Zusammenfassung bei Kokainabhängigkeit eingesetzter Medikamente

- Trizyklische Antidepressiva
- Bromocriptin (Pravidel®)
- Levodopa
- Lithium
- L-Tryptophan
- L-Tyrosin
- Amantadin (Symmetrel®)
- Monaminerge Wiederaufnahmehemmer

Ausgehend von einer nach dem chronischen Kokainabusus einsetzenden Depression, die aller Wahrscheinlichkeit nach durch einen Dopaminmangel am Rezeptor verursacht wird, soll entweder

- die Depression direkt therapiert oder
- der Transmittermangel von Dopamin ausgeglichen werden.

Durch den Einsatz von trizyklischen Antidepressiva (z.B. Despiramin) oder einem Serotonin-Wiederaufnahmehemmer (z.B. Fluoxitin) wird versucht, die ebenfalls durch Kokain gestörte Transmittersynthese von

Serotonin zu normalisieren [44]. Weitere Medikamente dienen dazu, die verminderte Dopaminbesetzung am synaptischen Spalt wieder zu normalisieren. Hierbei ist das Bromocriptin einer der Dopaminagonisten, der direkt am postsynaptischen Dopaminrezeptor bindet. Da in den präsynaptischen Vesikeln vermindert Dopamin synthetisiert wird, wodurch depressive Symptome resultieren, kann durch den Dopaminagonisten wieder eine annähernd normale Besetzung mit Rückgang der Symptomatik erreicht werden [45–47]. Da Bromocriptin jedoch auch Nebenwirkungen aufweist (Nausea, Emesis und eine gelegentliche psychiatrische Symptomatik), werden gern folgende andere Pharmaka eingesetzt, die die Synthese von Dopamin in den präsynaptischen Vesikeln ankurbeln sollen.

12.4.1 Behandlung mit Levodopa

Levodopapräparate (Brocadopa®, Larodopa®) sind Medikamente, die in der Therapie des Morbus Parkinson schon seit langem verwendet werden. Levodopa wird durch das Enzym Dopa-Decarboxylase in aktives Dopamin überführt, welches am Rezeptor bindet. Dies soll aber erst im Gehirn

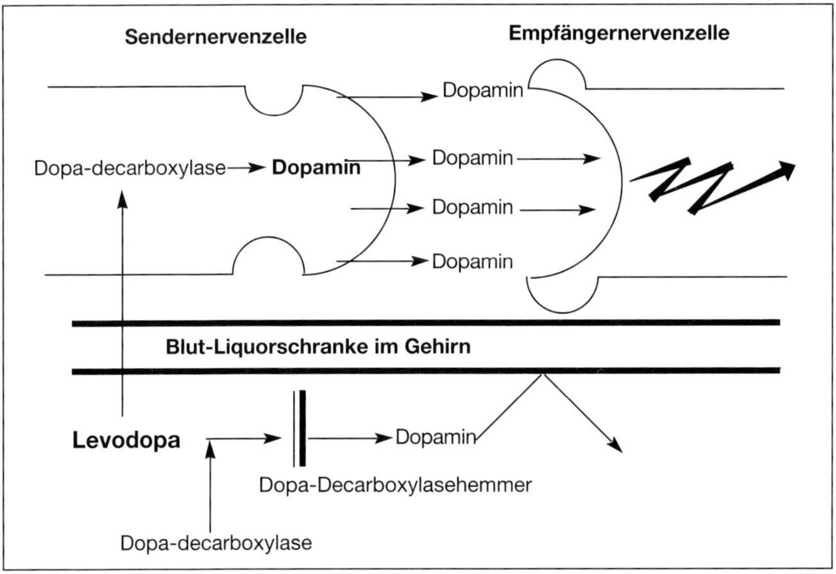

Abb. 14: Das Schema der medikamentösen Therapie mit Levodopa in Kombination mit dem nur in der Peripherie wirkenden Dopa-Decarboxylasehemmer

geschehen und nicht in der Körperperipherie, denn sonst käme zu wenig Levodopa am eigentlichen Ziel an. Deswegen wird ein Levodopa-Präparat mit einem Dopa-Decarboxylasehemmer (Benzerazid, Cardidopa) kombiniert. Dieser Dopa-Decarboxylasehemmer verhindert, daß Levodopa schon in der Peripherie zu Dopamin umgebaut wird und unerwünschte Effekte hervorruft (Abb. 14). Da nur Levodopa nicht aber der Hemmer die Blut-Liquorschranke zum Gehirn durchdringen kann, wirkt Levodopa erst am Zielort. Dort wird es zu Dopamin umgebaut, greift direkt am Rezeptor an und kompensiert den vorliegenden Dopaminmangel.

12.4.2 Therapie mit den Vorstufen von Dopamin

L-Tryptophan ist eine Aminosäure, die für die Synthese von Dopamin essentiell ist. Aus gleichem Grunde wird auch das L-Tyrosin eingesetzt, ein Molekül, das ebenfalls als Präkursor von Dopamin angesehen werden kann (Abb. 15).

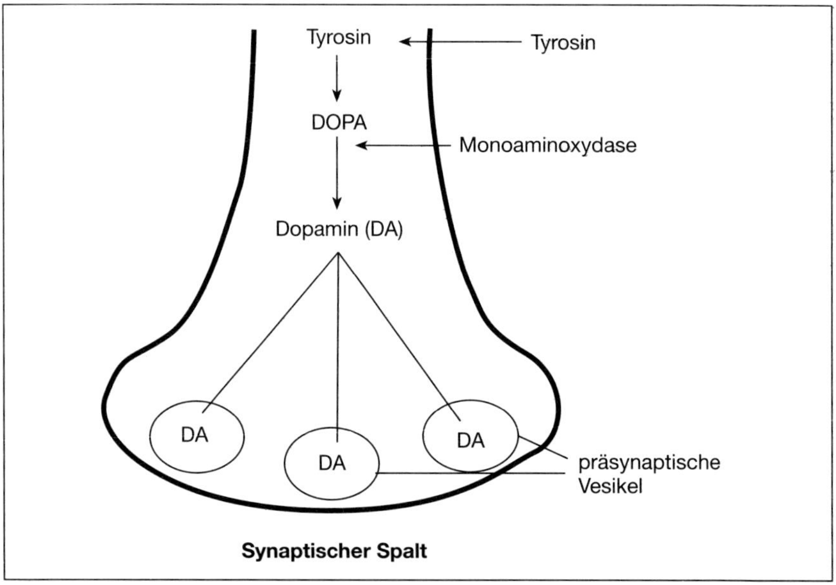

Abb. 15: Synthese, Speicherung und Freisetzung von Dopamin (DA) aus den präsynaptischen Vesikeln der terminalen Nervenendigungen

13 Neuere pharmakologische Ansätze zur Therapie der Kokainabhängigkeit

Neuere Ansätze, das zwanghafte Verlangen nach Kokain beim Abhängigen zu unterdrücken, haben innerhalb der Forschung zur Differenzierung der Rezeptorgruppe geführt, die im mesolimbischen System die Euphorie auszulösen imstande ist. Mit unterschiedlich selektiv bindenden Pharmaka wurde im Tierexperiment der Dopamin-D_1-Rezeptor als die maßgebliche Stelle identifiziert, die die euphorisierende Komponente von Kokain vermittelt [55]. Denn durch den selektiv am D_1-Rezeptor angreifenden partiellen Antagonisten wie z.B. dem „Sch-23390“ [56], war beim Tier die Häufigkeit der Kokainaufnahme signifikant zu verringern.

13.1 Partielle Opioid-Agonisten bei der Kokainabhängigkeit

Ähnlich wie beim Opiatabhängigen, so spielt das mesokortikolimbische System auch bei der Suchtvermittlung beim Kokainabhängigen eine entscheidende Rolle [57]. Hinweisend hierfür sind die Ergebnisse am Tier, wo die chronische Kokainexposition zu einer vermehrten Opioidbindung im Nucleus accumbens, Putamen, den basolateralen Anteilen des Nucleus amygdalae und der hinteren Region des Gyrus cynguli führte, Effekte die einer gesteigerten dopaminergen neuronalen Aktivität zugeschrieben werden [58]. Es lag somit nahe, in Analogie zur Therapie beim Opiatabhängigen, auch bei der Kokainabhängigkeit Opiatantagonisten einzusetzen. Therapeutisch wurde bisher der sog. partielle Opioidagonist Buprenorphin (Temgesic®) in die Therapie der Kokainabhängigkeit miteinbezogen. So ließ sich die Inzidens der Kokaininjektionen beim süchtigen Affen durch den partiellen Opioidagonisten Buprenorphin nachweislich verringern [59]. Da eine zwanghafte Kokainaufnahme sich aber auch durch den Opioidagonisten U-50,488H, der selektiv am κ-Rezeptor angreift, auch beim Tier verhindern ließ [60], und diese positiven Effekte durch den reinen Opiatantagonisten Naltrexon (Nemexin®) umkehrbar sind [61], muß auf einen identischen, suchterzeugenden Mechanismus sowohl beim Kokain- als auch beim Opiatabhängigen geschlossen werden. Diese Ergebnisse deuten aber auch darauf hin, daß mit der Einführung neuerer, hochselektiver κ-Antagonisten sich neue Wege in der Behandlung der Kokainabhängigkeit anbieten. Während die bekannteren Opioide, die vornehmlich am μ-Rezeptor binden (wie z.B. Heroin, Morphin), eine Euphorie und eine Sucht durch Freisetzung von Dopamin bewirken, induzieren selektive, am κ-Rezeptor bindende Agonisten (z.B. Bremazocin) [62] über eine Abnahme der Dopaminfreisetzung eine Dysphorie. Immerhin konnten diese ersten Ergebnisse am Tier auch bei einer gleichzeitig bestehenden Kokain- und Heroinabhängigkeit bei Patienten bestätigt werden. Denn unter der Therapie mit Buprenorphin war eine merkliche Reduktion des zwanghaften Kokainhungers (drug-craving) zu erreichen [63, 64].

13.2 Selektive am Serotoninrezeptor bindende Antagonisten zur Therapie der Kokainabhängigkeit

Daß speziell dem Serotonin als Neurotransmitter eine Bedeutung bei der Ausbildung einer Kokain-, aber auch einer Alkohol- und Opioidabhängigkeit zuteil wird, konnte in Tierversuchen demonstriert werden. Denn der spezifische Serotonin-(5-HT_2)-Antagonist [65], das Ritanserin, ein Benzhydrylenpiperidinabkömmling, war in der Lage, die zwanghafte Kokainaufnahme zu reduzieren [66, 67]. Immerhin ist hieraus abzuleiten, daß die suchtverstärkenden Eigenschaften der Droge Kokain über den Serotoninmechanismus beeinflußt werden können. Entsprechende Ergebnisse stehen noch aus, diese am Tier nachweislich positiven Effekte einer pharmakologischen Beeinflussung der Kokainabhängigkeit, auch am Menschen zu demonstrieren.

14 Der Mißbrauch mit Designerdrogen Ecstasy (XTC, MDMA, Adam, E, Cadillac), MDA und MDE (Eve)

14.1 Die geschichtliche Entwicklung der Technogroßfamilie – Beginn des Siegeszugs von Designerdrogen

Ausgehend von den 80er Jahren und den zu Hause organisierten Parties, ging man speziell in den USA dazu über, für diese „House Parties" eigene Musik zu produzieren. In England verband man diese House-Music mit elektronischem Sound, der Rhythmus (beat) wurde immer schneller (150–180/min) und Techno war geboren. Es wurden leerstehende Fabriken zu Techno-Veranstaltungen (Raves) benutzt, stillgelegte U-Bahnhöfe und Abrißhäuser kurzfristig zu Großparty-Veranstaltungen umfunktioniert. Das Gefühl einer Unabhängigkeit von den kommerziellen Konzertveranstaltungen veranlaßte die Jugend, da die Polizei diese „wilden" Parties zu unterbinden versuchte, kreuz und quer durch England zu reisen, um an einer „Rave" das Gefühl der „Unity" (Zusammengehörigkeit) zu erleben. Es entstand die Technoparty-Familie wobei ein eigenes Kommunikationssystem kurzfristig Vorankündigungen von einer bevorstehenden „Rave" unter den „Ravern" weiterleitete. Diese Welle der Begeisterung unter der Jugend schwappte von England aus über den Kanal nach Deutschland, und bis 1993 hatten Discjockeys und Fans dafür gesorgt, daß Techno die beliebteste Tanzmusik in den Diskotheken wurde. Technomusik besteht jedoch nicht nur aus Musik; Lichteffekte mit einem besonderen Stil von Laser- und Computergraphik geben das Gefühl der Zusammengehörigkeit, was die Technokultur erst ausmacht. Mit der Technowelle kam aber auch eine Welle von Designerdrogen über den Kanal, die bei den Raves das Gefühl von Gewaltfreiheit, Zusammengehörigkeit und Nähe noch verstärken sollten.

14.2 Die Wochenenddroge Ecstasy bei Technoveranstaltungen

Als Appetitzügler im Jahre 1912 von der Fa. Merck synthetisiert, als Wahrheitsdroge von der amerikanischen Armee in den 50er Jahren getestet, als Therapiepille amerikanischer Psychotherapeuten (nimmt Ängste und hebt Abwehr gegen verschüttete Gefühle auf) umstritten, wird Ecstasy heute in Deutschland von mehr als 100 000 Jugendlichen regelmäßig geschluckt und über 540 000 haben schon Erfahrungen mit der Droge (Arbeitsgruppe Klinische Psychologie und Epidemiologie, MPI) gemacht. Insbesondere sind es die Jugendlichen, die die Modedroge probiert haben oder sie regelmäßig „einwerfen", um den „Kick" für das Wochenende zu bekommen, wobei die Gründe dafür recht unterschiedlich sein können. Die Harmoniedroge, die Ängste nimmt und die Abwehr gegen verschüttete Gefühle aufhebt, scheint für ein Freizeitstimulans wie geschaffen zu sein, weil neben Anregung gleichzeitig Entspannung mit einer nur milden halluzinogenen Wirkung vermittelt werden und, im Vergleich zum teueren Kokain, die Tablette nur 20 bis 50 Mark kostet.

Wird heute von Designerdrogen gesprochen, so kann es sich außer um **Ecstasy**, dem **MDMA** (3,4-Methylendioxy-Metamphetamin), auch um **MDE** (3,4-Methylendioxyethyl-Amphetamin) und **MDA** (3,4-Methylendioxy-Amphetamin) respektive um die Halluzinogene **DOM** (Dimethoxy-Methyl-Amphetamin) sowie **DET** (N,N-Diethyl-Tryptamin) und **DMT** (Dimethyl-Tryptamin) handeln [68]. Alle diese Designerdrogen sind nicht verkehrsfähige Betäubungsmittel, die seit dem Jahre 1986 dem Betäubungsmittelgesetz (BtMG) unterstellt sind. Dies bedeutet, daß der Erwerb, der Besitz, die Abgabe, die Einfuhr und der Handel gesetzlich verboten sind. Speziell bei Techno-Musik-Tanzveranstaltungen wird Ecstasy (Verzückung) wegen seiner gleichzeitig sowohl gesteigerten Kontaktfreudigkeit und ein In-sich-Hineinversinken, als auch wegen seiner mild halluzinogenen Wirkung, sowie der Unterdrückung von Schlafbedürfnis geschätzt. Die reine Substanz wirkt 4 bis 6 Stunden, wobei jedoch der Körper bis zu 2 Tagen braucht, um die Substanz völlig abzubauen. Öfters wird „nachgelegt", weil die Rückkehr zu normalen psychischen und physischen Reaktionen und Fähigkeiten eine Enttäuschung mit sich bringt und das Gemeinschaftgefühl nicht mehr empfunden wird. Erst nach 6 Wochen Abstinenz spüren die Konsumenten wieder die volle Wirkung dieser Droge obgleich viele der User annehmen, daß mit einer Pille am nächsten Tag oder in der nächsten Woche die volle Wirkung erreicht werden kann (Abb. 16). Dies führt dazu, daß zusätzlich auch andere Rauschmittel und/oder Alkohol konsumiert werden, die jedoch nur die negativen Nebenwirkungen verstärken und der häufig gerauchte Joint danach dient dazu, den aufgeputschten Körper wieder zu beruhigen.

Die große psychische Gefährdung liegt jedoch darin, daß es dem User nicht mehr genügt, jede Woche einmal in das Vergnügen einzusteigen. Dem Ecstasyrausch folgt häufig eine Depression. Offensichtlich leidet das Gehirn nach der schlagartigen Entleerung der Botenstoffspeicher unter Serotoninmangel. Die Zeit dazwischen wird nur noch als notwendiges Übel und als Nachbereitung des vergangenen und als Vorbereitung und Planung für das kommende Wochenende genutzt. Beruf und Schule treten in den Hintergrund, die Leistungen nehmen ab, eine Entwicklung, die sich als schleichende psychische Abhängigkeit beschreiben läßt. Obgleich Ecstasy nicht körperlich zur Abhängigkeit führt, so entwickelt sich doch eine psychische Abhängigkeit, bedingt durch den Irrglauben, nur mit der Droge gut drauf zu sein. Auch ist die Gruppendynamik in der Technoszene auf die Jugendlichen nicht zu unterschätzen. Sie verleitet dazu, Ecstasy schick zu finden und es wird als ein Muß betrachtet, nur mit der Droge fröhlich und entspannt feiern zu können.

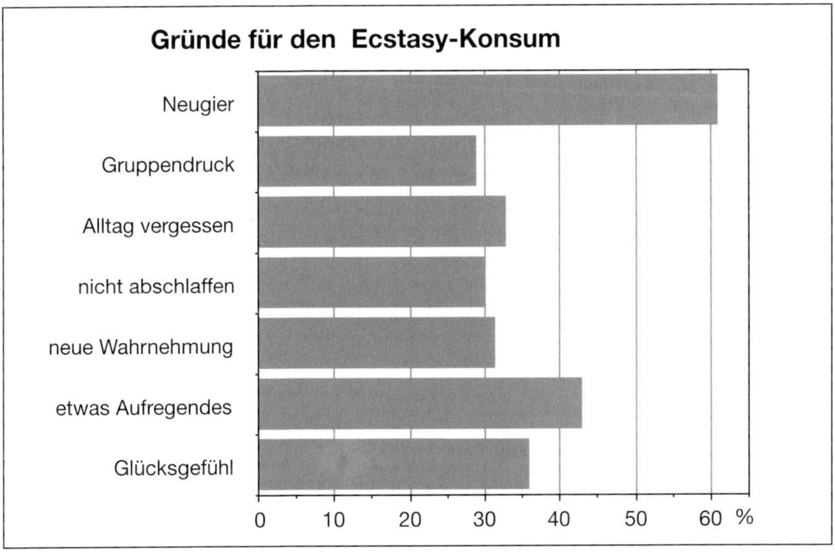

Abb. 16: Die für die Anwendung von Ecstasy angegebenen Gründe (Mehrfachnennung möglich); nach Erhebungen der Arbeitsgruppe Klin. Psychologie und Epidemiologie, MPI München 1996

14.3 In Diskos und Großtanzveranstaltungen angebotene Formen von Designerdrogen

Fast ausnahmslos kommen Ecstasy und seinen Abkömmlinge wie MDA, MDE in Form von Pillen auf den Markt. In unterschiedlichen Farben und mit immer anderen Motiven bedruckt (achteckige Elephanten, Adams, Grüne Frösche, weiße Tauben, Mercedessterne, rosa Tönnchen, Fred Feuerstein, Plazebo, Kleeblätter, weiße-, braune-, rosa MDAs, Schwalbe, Häuptling, Spatz, Popey, Dingo, Anker, Hammer und Sichel, Herz, Halbmond) vermitteln sie dem potentiellen Anwender immer wieder den Reiz des Neuen (Abb. 17). Wahrscheinlich wäre der Konsum von Ecstasypillen nicht so groß, wenn es nur eine Sorte gäbe. Die unterschiedlich gefärbten Pillen mit den verschiedensten Aufdrucken enthalten aber auch die unterschiedlichsten Zusätze mit recht divergierender Wirkung (Tab. 14).

Tab. 14: Auszüge der in einer Tablette Ecstasy enthaltenen Zusatzstoffe

Stoffklasse	Pharmakologische Hauptwirkung
1. Wirkungsverstärkende bzw. verändernde Wirkung	
Amphetamine	zentrale Stimulierung
LSD	Halluzinationen
Heroin	Euphorie, zentrale Dämpfung
Strychnin	Verschärfung des Sinneswahrnehmung Anregung von Atemzentrum, Muskel- und Gefäßtonus
Ephedrin	zentrale Stimulierung
Koffein	zentrale Stimulierung
Paracetamol	schmerzstillende Wirkung
Acetylsalizylsäure	schmerzstillende Wirkung
2. Pharmakologisch neutrale Streckmittel	
Mehl, Talkum, Milzucker	

Insbesondere hat das Strychnin eine außerordentlich stark erregende Wirkung auf das ZNS mit der Folge von Krampfanfällen bis hin zum Tetanus, was durch Atemlähmung zum Tode führen kann. Da Strychnin im Gehirn eine antagonistische, verdrängende Wirkung gegenüber der dämpfenden Wirkung des Neurotransmitter Glycin an den Synapsen zukommt, führen schon geringe Dosen zu einer Verschärfung der Sinneswahrnehmung und zu einer Anregung von Atemzentrum, Muskel- und Gefäßtonus (Mißbrauch als Dopingmittel!). Auf diese Wirkung beruhte früher die therapeutische Anwendung als Analeptikum und Andidot bei zentral lähmenden

Schlafmittelvergiftungen. Verschiedentlich wird Strychnin auch als Rodentizid in Rattengift oder zum Fangen von Pelztieren, sowie in einigen Gegenden Afrikas, als Strychnosextrakt im Pfeilgift verwendet.

Die Tablettenmotive lassen keinen sicheren Rückschluß auf die enthaltenen Wirk- und Inhaltsstoffe (Amphetamin, Amphetaminderivate oder auch toxische Stoffe) zu.

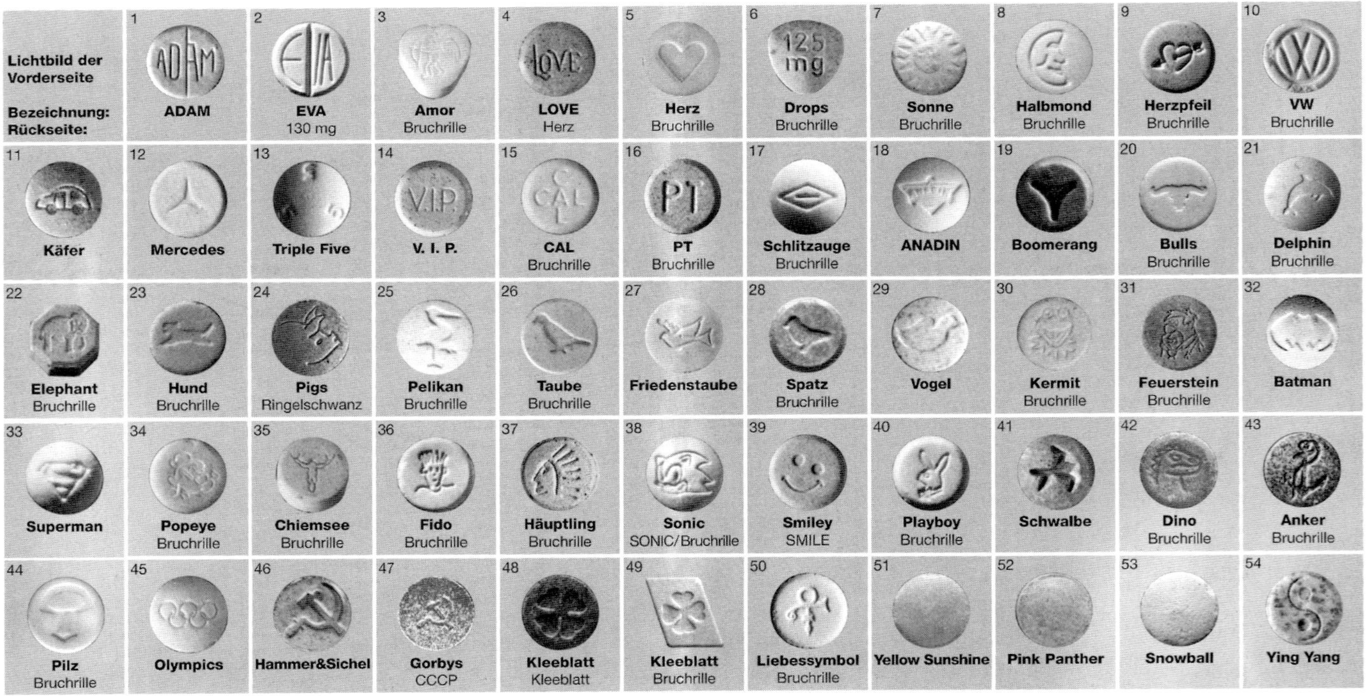

Warnung: Ecstasy ist eine harte Droge, keine Partydroge!

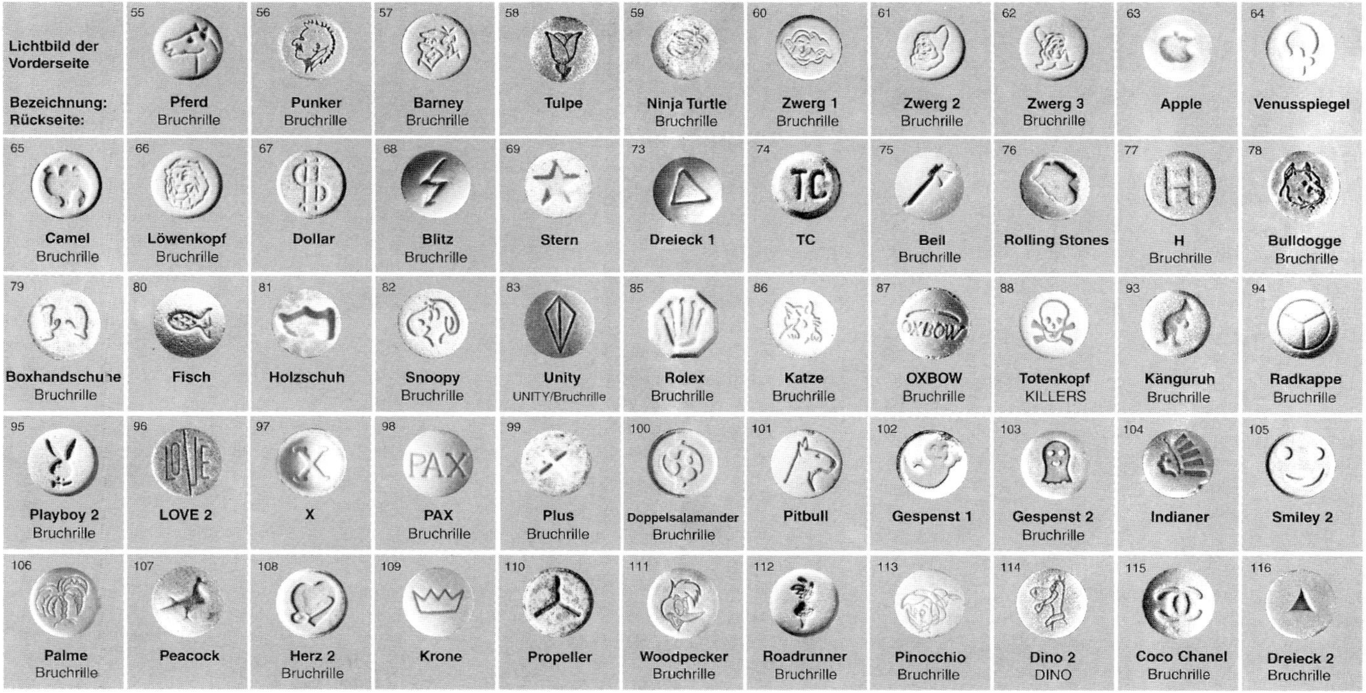
Lichtbild der Vorderseite
Bezeichnung: Rückseite:
55 Pferd Bruchrille
56 Punker Bruchrille
57 Barney Bruchrille
58 Tulpe
59 Ninja Turtle Bruchrille
60 Zwerg 1 Bruchrille
61 Zwerg 2 Bruchrille
62 Zwerg 3 Bruchrille
63 Apple
64 Venusspiegel
65 Camel Bruchrille
66 Löwenkopf Bruchrille
67 Dollar
68 Blitz Bruchrille
69 Stern
73 Dreieck 1
74 TC
75 Beil Bruchrille
76 Rolling Stones
77 H Bruchrille
78 Bulldogge Bruchrille
79 Boxhandschu ıe Bruchrille
80 Fisch
81 Holzschuh
82 Snoopy Bruchrille
83 Unity UNITY/Bruchrille
85 Rolex Bruchrille
86 Katze Bruchrille
87 OXBOW Bruchrille
88 Totenkopf KILLERS
93 Känguruh Bruchrille
94 Radkappe Bruchrille
95 Playboy 2 Bruchrille
96 LOVE 2
97 X
98 PAX Bruchrille
99 Plus Bruchrille
100 Doppelsalamander Bruchrille
101 Pitbull
102 Gespenst 1
103 Gespenst 2 Bruchrille
104 Indianer
105 Smiley 2
106 Palme Bruchrille
107 Peacock
108 Herz 2 Bruchrille
109 Krone
110 Propeller
111 Woodpecker Bruchrille
112 Roadrunner Bruchrille
113 Pinocchio Bruchrille
114 Dino 2 DINO
115 Coco Chanel Bruchrille
116 Dreieck 2 Bruchrille

Warnung: Ecstasy ist eine harte Droge, keine Partydroge!

Abb. 17: Beispiele für die häufigsten und auffälligsten Erscheinungsformen der in den Diskotheken angebotenen Ecstasy-Pillen. Quelle: BKA Wiesbaden. Stand 06/95

15 Wirkungsweise und Pharmakologie der Designerdrogen

Korrekterweise sollte MDMA und seine Abkömmlinge MDE und MDA zur Gruppe der Psychodelika oder Entaktogene gezählt werden, denen eine „die Psyche entfaltende und das Innere verändernde Wirkung“ zugesprochen wird, und die sich von den klassischen Halluzinogen wie LSD, aber auch von DOM, DET und DMT unterscheiden [69]. Der Ausdruck „Entaktogen“ rührt aus der Eigenschaft dieser Stoffgruppe, einen Kontakt mit den allerinnersten Gefühlen zu ermöglichen [69]. Die Pharmaka haben

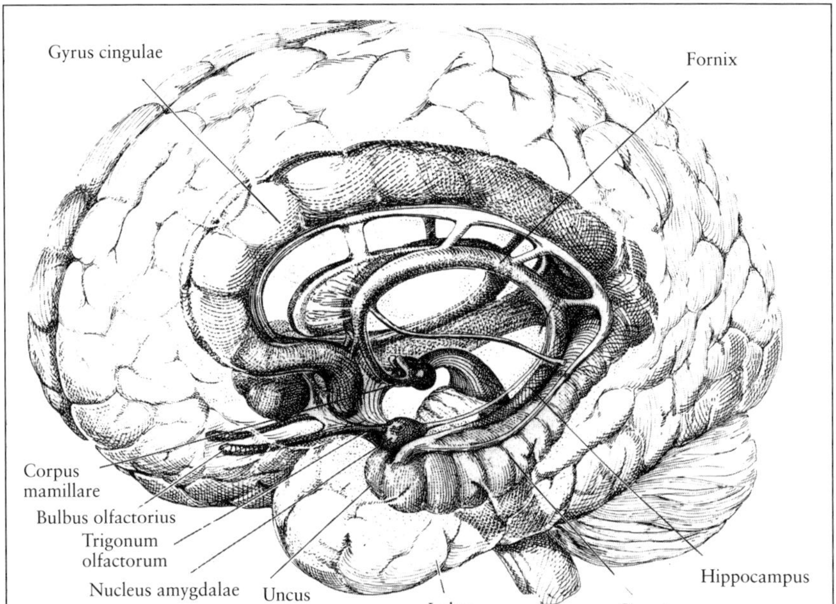

Abb. 18: Lokalisation des für die Gefühlssphäre wichtigen limbischen Systems, an dem die Designerdrogen hauptsächlich angreifen

ihren primären Angriffspunkt im limbischen System (Hippocampus, Gyrus cinguli, Nucleus amygdalae oder Mandelkern), das als Hauptaufgabe die Steuerung der Emotionalität hat (Abb. 18).

Diese Wirkweise wird insofern verständlich wenn man berücksichtigt, daß die Entaktogene im chemischen Aufbau eine enge strukturelle Ähnlichkeit mit bestimmten natürlich vorkommenden Transmittern haben (Abb. 19).

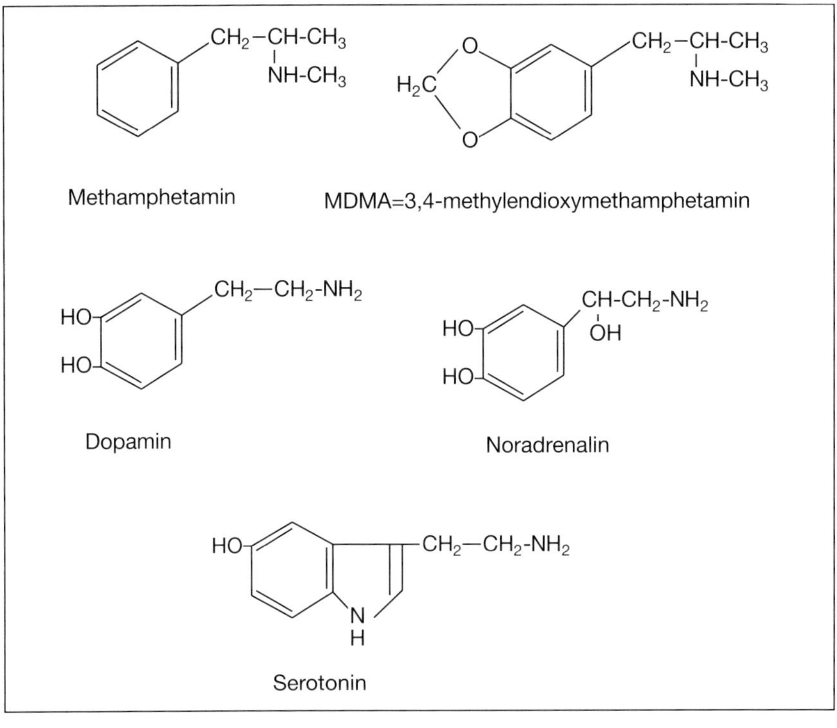

Abb. 19: Die strukturelle Verwandtschaft von Ecstasy (MDMA) und Methamphetamin aus der Gruppe der Phenylalkylamine, mit den im Gehirn vorkommenden Botenstoffen Serotonin, Dopamin und Noradrenalin

MDMA ist ein ringsubstituiertes Amphetamin, das eine zusätzliche Veränderung am Stickstoffatom aufweist. Es führt jedoch nicht zu Wahrnehmungsverzerrungen wie das LSD und, im Gegensatz zu den Amphetaminen, hat es nicht die stark aufputschende Wirkung zur Folge. Als bitter schmeckende Substanz wird es bei Aufnahme in Form einer Tablette im Magen verdaut. Zwei Drittel werden über die Niere unverändert ausgeschieden und nur ein kleiner Teil erreicht über den Blutkreislauf das Gehirn, wo es schließlich an den serotonergen Synapsen seine eigentliche Wirkung entfaltet [70]. Die dopaminerge und adrenerge Wirkung spielt hierbei nur eine nebensächliche Rolle. MDMA verursacht neben einer vermehrten Freisetzung von Serotonin auch eine Wiederaufnahmehemmung im synaptischen Spalt; es resultiert ein gesteigertes Angebot an Botenstoffen, die am Rezeptor binden [69]. Gleichzeitig wirkt MDMA an postsynaptischen Bindestellen wie ein Schlüssel zum Schloß, die Wirkung wird verstärkt. Ähnliche Auswirkungen hat der nahe Verwandte das MDA der zu 7% beim Abbau von MDMA in der Leber entsteht. Da MDA im Gegensatz zu MDMA (Ecstasy) mehr an den Bindestellen des dopaminergen und adrenergen neuronalen Systems bindet, geht von ihm auch eine größere halluzinogene Wirkung aus; daneben ist die therapeutische Breite von MDA geringer als die von MDMA [71].

Tab. 15: Die physiko-chemischen Eigenschaften von Ecstasy (= MDMA)

Aussehen	weißes, kristallines Pulver
Molekulargewicht	193
Summenformel	$C_{11}\ H_{15}\ O_2$
Schmelzpunkt	200° Celsius
chemische Bezeichnung	N,alpha-Dimethyl-1,3-Benzodioxyl-5-Ethanamin
Löslichkeit des Salzes	Wasser
Metabolismus	Leber, N-Demethylierung, O-Dealkylierung, Conjugation, 7% zu MDA
mittl. Verteilungshalbwertszeit ≠ Anschlagszeit	15 min
mittl. biol. Plasmahalbwertszeit ≠ Wirkdauer	4–6 Stunden

Bei Dosierungen zwischen 50 und 150 mg MDMA werden Plasmaspitzenwerte nach ein bis zwei Stunden erreicht. Nach oraler Aufnahme beginnt die Wirkung bereits nach 15 Minuten. Der Wirkungsbeginn ist mit einer Beklemmung oder einen Druck über der Brust, und wird von einer Zunahme der Herzfrequenz und einer leichten motorischen Unruhe begleitet. Reagiert der Anwender darauf mit Angst, kann sich daraus eine Hyperventilation entwickeln. Andernfalls gelangt er jetzt in einen Zustand der Ruhe und des inneren Friedens; das Herz geht ihm auf, er empfindet zu sich und zu seiner Umwelt ein Gefühl tiefer Liebe. Gleichzeitig nimmt die Vigilanz ab, bis hin zu einem tranceartigen, passiven Zustand. Dieser Zustand kann jedoch auch bei einigen Usern in eine Vigilanz- und Aktivitätssteigerung übergehen. Sinneswahrnehmungen werden jetzt nicht nur qualitativ, sondern auch quantitativ verändert. Das Sehvermögen wird etwas verschlechtert, der User nimmt die Umgebung etwas verschwommen wahr, auch das Hörvermögen nimmt ab und Geräusche sowie Töne werden gedämpft wahrgenommen. In seltenen Fällen kann aber auch das Gegenteil auftreten, d.h. Seh- und Hörvermögen werden geschärft, Dinge werden verstärkt und deutlicher gesehen, Töne werden intensiver wahrgenommen. Die Berührungsempfindung nimmt ähnlich wie das Schmerzempfinden stark ab (analgetischer Effekt). Geruchs- und Geschmacksinn werde geringgradig vermindert und Berührungen werden als sehr angenehm empfunden. Während der Hauptwirkung besteht eine geringgradige Kreislaufdysregulation mit Koordinationstörungen, Stereotypien und einer leichten Benommenheit. Der Muskeltonus ist leicht erhöht.

Charakteristische Veränderungen betreffen das Gedächtnis, wobei das Kurzzeitgedächtnis abnimmt, dafür aber umso stärker das Langzeitgedächtnis aktiviert wird. Lange Zeit zurückliegende, verdrängte Gedankeninhalte angenehmer wie auch unangenehmer Art werden aktiviert und gleichzeitig auch potenziert. Es treten jedoch keine Wahnvorstellungen oder Halluzinationen auf und desgleichen werden auch keine Zwangshandlungen ausgelöst. Während der gesamten Wirkdauer besteht beim User eine wohlige Wärme, verbunden mit einem starken Schwitzen, das bei der gleichzeitig auftretenden starken Diurese in eine Dehydration, d.h. eine Entwässerung münden kann. Während sich die meisten User während der 4stündigen Hauptwirkung eher passiv verhalten, kann bei einigen ein starker Bewegungsdrang bis hin zur sportlichen Hyperaktivität beobachtet werden (Abb. 20).

15.1 Nebenwirkungen nach der Einnahme von Ecstasy

Die Nachwirkungen betreffen vor allem körperliche Symptome, während psychische Nacheffekte kaum zu beobachten sind. Nach dem abrupten Abklingen der Hauptwirkungen, kommt der Organismus in einen Zustand körperlicher Erschöpfung und gesteigerten Ruhebedürfnisses. Dieses kann bis zu zwei Tage anhalten, so als ob der Organismus seine ent-

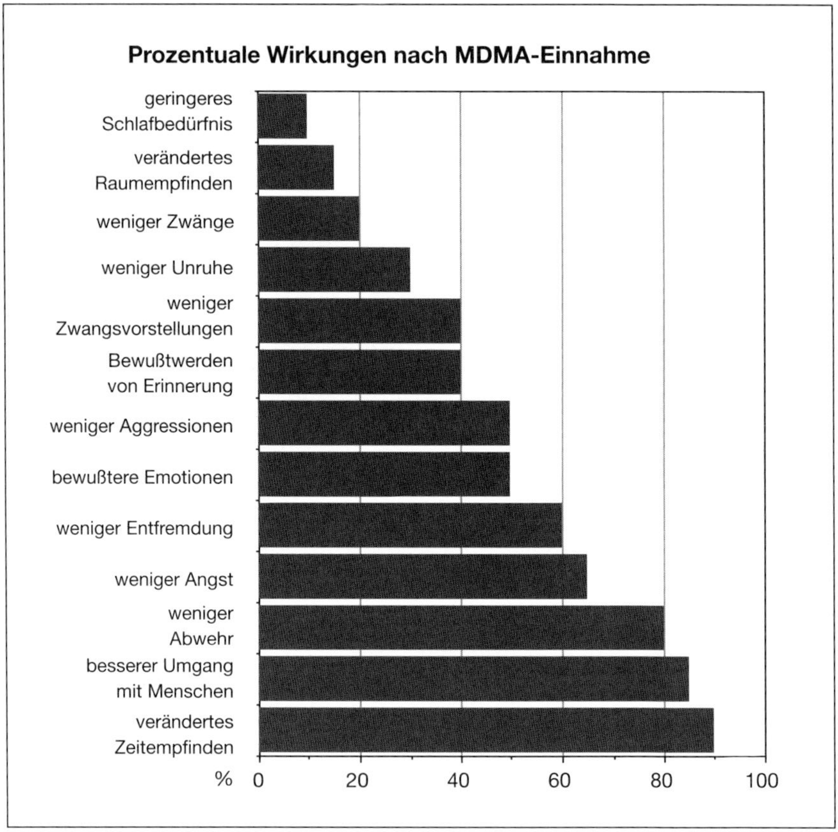

Abb. 20: Zusammenfassung der am häufigsten beobachteten Veränderungen nach Einnahme des Entaktogens Ecstasy (modifiziert nach [72])

leerten Serotoninspeicher erst einmal wieder auffüllen muß. Trotz Müdigkeit klagen einige User über Schlafstörungen oder schlechten Schlaf. Der Appetit ist weiterhin gering, dagegen wird jedoch ein starkes Durstgefühl, das ursächlich in der vorangegangenen Dehydration zu suchen ist, manifest.

Die psychischen Nachwirkungen im Sinne einer inneren Öffnung können noch Tage und mit abnehmender Tendenz bis zu Wochen anhalten.

Bei der Einnahme von therapeutischen Dosen zwischen 75 bis 100 mg/70 kg kann die eigentliche bewußtseinserweiternde, entaktogene Wirkungsdauer zwischen drei bis vier Stunden anhalten. Dosen über 200 mg/70 kg werden als toxisch angesehen [73]. Ist die Resorption nach 4 bis 6 Stunden abgeschlossen, läßt auch die stimulierende, hemmlösende Wirkung mit den leichten halluzinogenen Effekten nach. Neben der Akzeleration von akustischen, optischen und taktilen Sinneseindrücken folgt ein Gefühl des Verliebtseins, des Einssein und des Zusammengehörigkeitsgefühls.

Alle die Nachwirkungen physischer und psychischer Natur implizieren, daß es sich um die vorangegangene Einnahme von reinem Ecstasy und nicht um eine Mischung mit z.B. LSD, Amphetamine oder Opioiden gehandelt hat. Aufgrund der Nachwirkungen sind bis zu einen Tag nach der Einnahme Belastungssituationen aus dem Alltag zu vermeiden.

15.2 Nebenwirkungen von Ecstasy bei Mißbrauch

Die Wirkungen,aber auch die Nebenwirkungen hängen grundsätzlich von drei Faktoren ab:

1. Der chemischen Zusammensetzung sowie den Zusatzstoffen der Pille.
2. Der Stimmungslage und das Umfeld des Users.
3. Die Konzentration des Wirkstoffes. Diese kann je nach Verschnitt von 1 mg bis 310 mg/Pille variieren.

MDMA und andere Entaktogene bringen jedoch nur Eigenschaften zu Tage, die schon angelegt sind. So können auch latent vorhandenen Psychosen dann exazerbieren und zu Panikattacken sowie paranoide Zwangsvorstellungen führen. An Nebenwirkungen werden Schlafstörungen, selten Angstgefühle, häufiger jedoch Mundtrockenheit, Muskelzuckungen, Störungen der Kurzzeitgedächtnisfunktion, Appetitmangel und nach Absetzen ein Kater mit depressiver Symptomatik beobachtet. Ein solcher „Kater" ist nicht überraschend, bedenkt man, daß Geist und Körper mehr als üblich aktiv gewesen sind. User von LSD und Amphetaminen erleben diesen „Kater" jedoch noch ausgeprägter. Diese Nachwirkungen können abgeschwächt werden, wenn Alkohol und zusätzliche Amphetamine vermieden werden und danach ausreichend geschlafen wird. Die Nebenwirkungen können ebenfalls durch das Antidepressivum Fluoxitin (Fluctin®), ähnlich wie andere Serotonin-Wiederaufnahmehemmer, aber auch durch Zufuhr von Vitaminen und der Gabe von L-Tyrosin und L-Tryptophan vermindert werden [73]. Wurden die präsynaptischen Transmitterspeicher wiederholt durch die Einnahme von MDMA entleert, führt auch eine

Dosissteigerung nicht zu der gewünschten Wirkung. Es hat sich eine Toleranzentwicklung ausgebildet. Für Ecstasy ist jedoch die sehr geringe therapeutischen Breite, d.h. der Bereich bei dem gerade eine Wirkung nachweisbar ist bis zum Auftreten toxischer Erscheinungen, charakteristisch. In der Annahme, diesen Mangel durch höhere Dosen zu kompensieren, können dann lebensgefährliche Nebenwirkungen insbesondere bei Vorerkrankungen von Seiten des Herz-Kreislaufsystems wie Hypertonus (Bluthochdruck) oder Herzinsuffizienz, aber auch bei einer Hyperthyreose (Schilddrüsenüberfunktion), bei Asthma, Diabetes (Zuckererkrankung), einer Hypoglykämie (Unterzuckerung), Leberfunktionsstörungen (mangelnder Abbau), der Epilepsie (Anfallsleiden) oder einem Glaukom (erhöhter Augeninnendruck) ausgelöst werden. Da Serotonin als Botenstoff neben den Schlaf-Wachphasen, auch die Körpertemperatur, den Blutdruck, den Herzrhythmus und die Gefäßweite reguliert, sind Überdosierungserscheinungen vorprogrammiert (Tab. 16). Diese Nebenwirkungen sind dadurch erklärbar, daß das limbische Areal unter anderem sehr eng mit Steuerungssystemen des Vegetativums im Hirnstamm verbunden ist. Dies macht die symopathikomimetische Wirkung verständlich, die mit einer Blutdrucksteigerung, Herzfrequenzzunahme und insbesondere einer Körpertemperaturerhöhung einhergeht. Die Erhöhung der Körpertemperatur beruht auf einer Veränderung des Stellglieds im Thermoregulationszentrum des Hirnstamms. Das Schlafregulationszentrum scheint nach gegenwärtigen Erkenntnissen nur geringgradig beeinträchtigt zu werden.

Tab. 16: Zusammenfassung der bei Überdosierung mit Ecstasy auftretenden Nebenwirkungen

Überdosierungserscheinungen mit Ecstasy

- Schlaflosigkeit, Kopfschmerzen
- Depressionen; Panikattacken
- Übelkeit, Erbrechen
- verstärktes Schwitzen, Überhitzung
- Blutdruckanstieg, Herzrhythmusstörungen
- paranoide Psychosen, besonders bei LSD-Zusatz
- Depersonalisationssyndrom bei sehr hohen Dosen MDMA
- bei chron. Abusus Burn-out-Syndrom (Ausgebranntsein)
- Dehydration (Austrocknung des Körpers)
- zerebrale Krampfanfälle

Eine wesentliche indirekte Folge in der Rave-Szene (Rave = Technogroßveranstaltung; raven = tanzen) ist die Dehydration durch das stundenlange, ununterbrochene Tanzen, wobei Warnzeichen des Körpers auf einen beginnenden Hitzschlag nicht mehr wahrgenommen werden (Tab. 17). Mit Ecstasy aufgeputschte Dauertänzer vollbringen teilweise Höchstleistungen vergleichbar mit einem 100 Kilometerlauf. Dabei nehmen sie ihre Erschöpfung und ihren Durst nicht wahr.

Tab. 17: Ursachen, Symptome, Folgen und therapeutische Erstmaßnahmen bei einem Ecstasy-User mit Hitzschlag (nach [74])

Ursachen →	• hohe Umgebungstemperatur • hohe Luftfeuchtigkeit • körperliche Belastung • Schweißverluste
Folgen →	• schwere Wasser- und Salzverluste • Anstieg der Körpertemperatur (> 41° Celsius)
Symptomatik →	• Hitzeerschöpfung, Hitzschlag • Abgeschlagenheit • Haut zunächst hochrot und schweißnaß später trocken, blaß • Bewußtseinsverlust/Hitzekrämpfe • Koma
Therapie →	• User in kühle Umgebung bringen • Kaltwasserumschläge, Eisbeutel auf die Arterien (Achsel, O-Schenkel) • Orale Flüssigkeit- und Elektrolytlösung bei Bewußtseinsverlust intravenöse Gabe

Selbst Infusionen oder ein Eiswasserbad retten dann im Extremfall nicht mehr vor einem Hitzekollaps. Bei einer Temperatur über 42 °C versagen die Organe ihre Funktion, es kommt zur Hirnschädigung mit Todesfolge. Insbesondere verträgt sich die Kombination von Ecstasy und Alkohol nicht, es kommt zum Verkennen der Situation und zu falschen Einschätzungen, die besonders beim Autofahren lebensgefährlich sind.

15.3 Therapeutisches Vorgehen bei Überdosierungen

Aufgrund der Zusätze zum Zwecke der Streckung und der Wirkverstärkung mit Phenylpropanolamin (Grippemedikament), Ephedrin, Amphetamin (Speed, Pep), Yohimbin, Phencyclidin oder LSD bleibt das Glücksgefühl trotz höherer Dosen aus, dafür kann jedoch das Beschwerdebild verschleiert werden. Da der extreme Wasserverlust und Austrocknung des Organismus bei den durch Ecstasy angeheizten Tanzmarathons eine zusätzliche Kreislaufbelastung darstellt, kommt es, insbesondere bei dem Gebrauch hoher Dosen, zu einer Überstimulierung mit Schocksymptomatik. Vorzugsweise handelt es sich bei einem Ecstasy-Notfall um User im Alter zwischen 16–26 Jahren, denen äußerlich ein Drogenkonsum, wie beim Heroinabhängigen, nicht anzusehen ist.

Als therapeutische Erstmaßnahme steht die Auffüllung des Kreislaufs mit kristalloiden Lösungen im Vordergrund. Neben Elektrolyten empfiehlt sich auch die Einnahme von gezuckerter Flüssigkeit. Intensiver Handlungsbedarf ist jedoch bei einer zusätzlichen Symptomatik, einer zentralen Hyperthermie, kardialen Arrhythmien oder einer gesteigerten zentralen Erregung angezeigt. Hierbei gelten ebenfalls die beim Drogennotfall mit Kokain aufgeführten Maßnahmen (s. auch oben).

Ateminsuffizienz ⟶ Sauerstoff, Intubation, Beatmen
Zerebrale Krampfanfälle ⟶ Diazepam, Midazolam, Thiopental
Maligne Hypertonie ⟶ Urapidil, Clonidin
Hyperthermie ⟶ Wadenwickel, Eiswasserbad
Hypotonie ⟶ Dopamin-, Noradrenalininfusionen

16 Neurotoxische Folgen bei Mißbrauch von Ecstasy

Aufgrund der unter Ecstasyeinnahme fortgesetzten Freisetzung von Serotonin aus den Speichern der spezifischen Nervenzellen kommt es nach Absetzen zu einer nur sehr langsamen Wiederauffüllung. Depressive Nachschwankungen und psychische Veränderungen sind die Folge. Versuche an Affen und Mäusen haben gezeigt, daß die Fortsätze der serotoninspezifischen Nervenzellen bei langfristiger Einnahme verkümmern. In letzter Zeit sind außerdem mysteriöse Erkrankungen (Immunvaskulitis, entzündliche Erkrankungen der Kapillaren) bei einigen Usern beobachtet worden. Venen und Arterien verengen sich, das Gewebe stirbt ab. Durch den großen Wasserverlust und Durst bedingt, hat ein User bis zu 14 Liter Wasser getrunken. Als Folge des als Zusatzstoff beigemengten Amphetamins kam es zur Ausschüttung harnflußhemmender Hormone, mit anschließender fehlender Entleerung über die Nieren. Die starke Blutverdünnung führte darauf zu einem Gefälle des Salzgehaltes Blut-Gehirn; Wasser diffundierte in die Hirnzellen, die aufquollen und in der Folge einen erhöhten Hirndruck mit Einklemmung des Hirnstamms und anschließendem Atemstillstand auslöste. Pathohistologische Untersuchungen bei verstorbenen Ecstasyanwendern wiesen u.a. neben dem Gehirn, auch Nekrosen am Herzen, d.h. abgestorbenes Gewebe nach. Besonders gefährlich ist jedoch die gleichzeitige Einnahme von trizyklischen Antidepressiva und MAO (Monoaminooxydase)-Hemmern, da bei gleichem Angriffspunkt eine akute, zentral überschießende Serotoninfreisetzung im Gehirn ausgelöst wird. Hierbei können dann der Kokainintoxikation ähnliche Phänomene mit zerebralen Anfällen, Muskelzuckungen, Tremor, Hyperthermie, und Bewußtlosigkeit bis hin zum Tod beobachtet werden. Insbesondere ist jedoch die Dehydration in Verbindung mit einer Überdosierung aufzuführen. Mit Anstieg der Körperkerntemperatur bis zu 42 °C treten in der Folge eine Rhabdomyolyse (Zerfall von Muskelgewebe), eine gesteigerte Koagulopathie (Blutgerinnung in den Gefäßen) sowie ein Nierenversagen durch Verstopfung des aus den überhitzten Muskeln freigesetzten Myoglobins auf. Valide Zahlen zur Letalität und den sekundären Auswirkungen auf innere Organe liegen momentan noch nicht vor.

Die peripher beim Abbau durch die Leber entstehenden Metaboliten scheinen jedoch nach vorangegangenen Untersuchungen die eigentlichen Verursacher der neurotoxischen Auswirkungen von MDMA zu sein [75]. Denn in Gehirngewebe von Mäusen injiziertes Ecstasy ergab bisher keine neurotoxischen Veränderungen. Von den Metaboliten sind besonders MDA (3,4-Methylendioxyamphetamin), 4-Hydroxy-3-methoxyamphetamine und 3,4-Dihydroxyamphetamine nachweisbar [76, 77]. Trotz der im Tierversuch nachgewiesenen Veränderungen liegen gesicherte Erkenntnisse über die möglichen Defekte neuronaler Verbindungen bei Langzeitanwendern nicht vor. Langzeituntersuchungen zur möglichen Degeneration spezifischer Hirnareale bei chronischen Usern mit Hilfe bildgebender Verfahren am Menschen mit Hilfe des EEGs (Elektroenzephalogramms) und der PET (Positronen-Emissionstomographie) stehen noch aus. Obgleich im Detail sich die daran beteiligten Hirnstrukturen oder die Neurotransmitter schlecht nachweisen lassen, so zeigten erste Ergebnisse jedoch, daß besonders das Limbische System nach Ecstasy eine Aktivierung erfährt.

17 Ausblick

Aktuell stehen die Einnahme synthetischer Drogen wie Ecstasy und Extrakte aus dem Cocablatt, das Kokain in der Techno-, House-, Rave- oder Jet-Set Szene im Vordergrund. Seit Anfang der 80er Jahre werden in fast allen industrialisierten Ländern in zunehmendem Maße teilweise bunt zusammengemischte Substanzen häufig in Kombination mit Alkohol eingenommen, deren Art, Konzentration und erst recht deren Herkunft nicht bekannt sind. Die Schwankungsbreite der Inhaltsstoffe ist ebenso ein Risikofaktor wie die unbekannte Konzentration. Da Gewinnmaximierung in der Drogenszene oberstes Gebot ist, enthalten die handelsüblichen angebotenen Briefchen mit dem Kokainsalz, die „Steine" mit der rauchbaren Form von Kokain, dem Crack, respektive die Pillen mit der „Enthemmungsdroge" Ecstasy oft nur verschwindend geringe Konzentrationen. Da im Vordergrund des Konsums bei den Jugendlichen die aktvierenden Wirkungen stehen und aufgrund mangelnden Wissens zu viele Drogen, zu oft, „eingeworfen" werden, werden auch die verschiedensten Substanzen gemischt. Das kann zu unvorhersehbaren gefährlichen Reaktionen des Körpers und im schlimmsten Fall zum totalen körperlichen Zusammenbruch führen.

Sucht ist die Umgangssprache für Abhängigkeit. Ihre Merkmale sind sowohl das nicht zu widerstehende Verlangen nach einer Droge, die sowohl Entzugserscheinungen nach dieser Droge als auch die Tendenz zur Steigerung der Dosis und den Negativfolgen individueller und sozialer Natur mit sich bringt. Mit der Droge hat der Mensch seine eigene Art, sich zu belohnen und Lust zu verschaffen, verloren. Er „belohnt" sich mit künstlichen „Botenstoffen". Alle Drogen haben ein Suchterzeugungs- und Suchterhaltungssystem gemeinsam: Sie bringen den Abhängigen dazu, sie auch dann zu nehmen, wenn Wille und Vernunft gegen eine Einnahme sprechen. Seit dem Jahre 1986 ist, ähnlich wie für Heroin oder Kokain, auch der Erwerb, der Verkauf, die Herstellung oder der Vertrieb von Ecstasy untersagt. Dies hat jedoch nicht verhindert, daß der Gebrauch an Drogen zugenommen hat. Speziell die jüngeren Disko- und Techno-Gänger glauben, daß wenn sie auf eine Party gehen, sie auch Pillen und/oder Kokain einnehmen müssen, um „gut drauf zu sein“. Gruppenzwang als Einstieg, andererseits fürchten viele Jugendliche ausgegrenzt zu werden, wenn sie nicht mitmachen. Für den größten Teil ist es einfach Neugierde, die viele dazu treibt, Drogen auszuprobieren, eine erste Stufe, die unweigerlich in eine Abhängigkeit mündet. Technofreaks haben in der Zwischenzeit schon sog. legale und gesunde Alternativen zur chemischen Durchhaltepille ausprobiert. Für als „herbal hights“ auf dem Markt aufgetaucht, d.h. Kräuterdrogen und Mischungen, die als Natur pur angepriesen und offen gehandelt werden können, kam die Enttäuschung. Denn „Herbal Ecstasy“, „Cloud 9“ und „Pulse plus“ machten gar nichts oder sie lösten nur eine starke Übelkeit aus. Diese Kräuteralternative zur Designerdroge Ecstasy kann eine bunte Mischung von Tee, Kola-Samen, Gewürznelken, Ginseng, afrikanischer Yohimbin-Rinde, Cola, Red Bull oder Alkohol enthalten, die in Verbindung mit Ephedrin, Koffein oder Phenylpropanolamin zu Schwindel, Schweißausbruch, Übelkeit und Erbrechen führen. In der deutschen Szene ist zwischenzeitig Ketamin der Renner unter den Ravern. Als stark wirkendes Betäubungsmittel in der Anästhesie verwendet, kann es Halluzinationen und bei Überdosierung, Sprachausfälle bis hin zu Lähmungserscheinungen auslösen.

Eine Suchtkarriere beginnt fast immer über die legalen Drogen, Zigaretten und Alkohol. Das Betäubungsmittelgesetz mag wohl kontrollieren, es werden die Drogen aber niemals vollständig unter Kontrolle geraten. Somit muß sich die Gesellschaft weiterhin mit dem Problem von Abusus und Drogen auseinandersetzen. Es müssen aber auch solche Fragen wie: Welche Drogen und welche Formen der Drogen sind gefährlich, warum sind diese Drogen gefährlich, sollte man einige der Drogen zum Gebrauch freigeben, sind Alkohol und Nikotin auch als Drogen einzustufen? gestellt werden. Während einige Fragen beantwortet werden können, steht die Beantwortung anderer Fragen noch aus. Es ist jedoch klar, verstärkte Aufklärung über die möglichen Gefahren bei der Anwendung von Designerdrogen und Kokain ist vonnöten.

18 Literatur

[1] Van Dyke, C. and R. Byck, Cocaine. Sci Amer, 1982. **246:** p. 128–141.

[2] Koller, C., Über die Verwendung des Kokains zur Anaesthesierung am Auge. Wien Med Wochenchr, 1884. **34:** p. 1276–1309.

[3] Wilson, R.C., Drugs and pharmacy in life of Georgia. 1959, Atlanta: Foote & Davies. pp. 219–229.

[4] Betcher, A.M., The historic misuse of anaesthetics and related agents. In: The History of Anaesthesia, R.S. Atkoinson and T.B. Boulton, Editors. 1989, Royal Soc Med Services: London.

[5] Gay, G.R., C.W. Sheppard, and D.S. Inaba, Cocaine: History, epidemiology, human pharmacology, and treatment. A prespectiuve on a new debut for an old girl. Clin Pharmacol, 1975. **8:** p. 149–178.

[6] Barash, P.G., Cocaine in clinical medicine. In: Cocaine, R.C. Petersen and R.C. Stillman, Editors. 1977, US Department of Health, Education, and Welfare: Washington, DC. pp. 193–200.

[7] Petersen, R.C. and R.C. Stillman, Cocaine. AIM 77–437. 1977, Washington, DC: US Department of Health, Education and Welfare, Goverment Printing Office. pp. 177.

[8] Gay, G.R., You've come a long way, baby ! Coke time for the new American lady of the eighties. J Psychoactive Drugs, 1981. **13:** p. 297–318.

[9] Snow, H., Opium and cocaine in the treatment of cancerous disease. Br Med J, 1896. **2:** p. 718–719.

[10] Foltz, L., A.F. Fentiman Jr, and R.B. Foltz, GC/Ms assays for abused drugs and body fluids. In: Research Monograph Series, NIDA, Editor. 1980, US Department of Health, Education, and Welfare: Washington DC. pp. 90–109.

[11] Fisch, F. and D.C. Wilson, Excretion of cocaine and its metabolites in man. J Pharm Pharmacol, 1969. **21:** p. 135S.

[12] Kogan, M.J., et al., Quantitative determination of benzoylecgonine and cocaine in human biofluids by gas-liquid chromatography. Anal Chem, 1977. **49:** p. 1965–1769.

[13] Birnbach, D.J., D.J. Stein, and K. Thomas, Instant recognition of the cocaine abusing parturient. Evaluation of a new technique. Anesthesiology, 1993. **79:** p. A987.

[14] Cone, E.J. and W.W. Weddington, Prolonged occurrence of cocaine in human saliva and urine after chronic use. J Anal Toxicol, 1989. **13:** p. 65–68.
[15] Grinspoon, L. and J.B. Bakalar, Cocaine: A drug and its social evolution. 1976, New York: Basic Books.
[16] Ritz, M.C. and M.J. Kuhar, Relationship between self administration of amphetamine and monoamine receptors: comparison with cocaine. J Pharmacol Expt Ther, 1989. **248:** p. 1010–1017.
[17] DiChiara, G. and A. Imperato, Opposite effects of mu and kappa opiate agonists on dopamine release in the nucleus accumbens and in the dorsal caudate of freely moving rats. J Pharmacol Expt Ther, 1988. **244**(3): p. 1067–1080.
[18] Ramsey, N.F. and J.M. van Ree, Reward and abuse of opiates. Pharmacol Toxicol, 1992. **71**(2): p. 81–94.
[19] Abbott, A., Neurobiological perspectives on drugs of abuse. TIPS, 1992. **13:** p. 169.
[20] Blum, R.H., A history of stimulants. In: Drugs I. Society and Drugs, Jossey-Bass, Editor. 1969: San Francisco. pp. 98–114.
[21] Crowley, A., Cocaine. 1973, San Francisco: Leval Press.
[22] Moore, D.C., Complications of regional anesthesia. In: Regional Anesthesia, J.J. Bonica, Editor. 1969, Saunders: Philadelphia. pp. 217–253.
[23] Gutierrez, N. and O.V. Zapata, Cocainismo experimental. I.Toxicologica general, acostumbramiento y sensibilizacion. Rev Medic Exper, 1944. **3:** p. 279–305.
[24] Dripps, R.D., J.E. Eckenhoff, and L.D. van Damm, The principles of safe practice. Local anesthetics. In: Introduction to Anesthesia. 1972, Saunders: Philadelphia. pp. 213–217.
[25] Goeders, N.E. and J.E. Smith, Cortical dopaminergic involvement in cocaine reinforcement. Science, 1983. **221:** p. 773–775.
[26] Wise, R.A., Neural mechanisms in the reinforcing action of cocaine. In: Cocaine: Pharmacology, effects and treatment of abuse, J. Grabowski, Editor. 1984, NIDA: Rockvillle, MD. pp. 15–32.
[27] Lee, J.A. and R.S. Atkinson, Pharmacology of drugs used in local anesthesia. In: A Synopsis of Anesthesia. 1973, Williams & Wilkins: Baltimore. p. 336–338.
[28] Wylie, W.D. and H.C. Churchill-Davidson, A Practice of Anesthesia. 1966, Chicago: Year Book Medical Publishers.
[29] Cohen, S., Bull Narc, 1984. **36:** p. 33–43.
[30] Ritchie, J.M. and N.M. Greene, Local anesthetics. In: L.S. Goodmann and A. Gilman, Editors. 1980, The Pharmacological Basis of Therapeutics: New York. pp. 300–320.
[31] Gay, G.R., Clinical management of acute and chronic cocaine poisoning. Ann Emerg Med, 1982. **11:** p. 562–572.
[32] Rapport, R.T., G.R. Gay, and D. Inaba, Propanolol: A specific antagonist to cocaine. Clin Toxicol, 1977. **10:** p. 265–271.
[33] Karch, S.B. and M.E. Billingham, The pathology and etiology of cocaine-

induced heart disease. Arch Pathol Lab Med, 1988. **112:** 225–230.
[34] Isner, J.M., et al., Acute cardiac events temporally related to cocaine abuse. N Engl J Med, 1986. **315:** p. 1438–1443.
[35] Ascher, E.K., J.-C.E. Stauffer, and W.H. Graasch, Coronary artery spasm, cardiac arrest, transient electrocardiographic Q waves and stunnned myocardium in cocaine-associated myocardial infarction. Am J Cardiol, 1988. **61:** p. 939–941.
[36] Amin, M., et al., Acute myocardial infarction and chest pain syndrome after cocaine use. Am J Cardiol, 1990. **66:** p. 1434–1437.
[37] Howard, R.B., D.C. Hueter, and G.J. Davis, Acute myocardial infarction following cocaine abuse in a young woman with normal coronary arteries. JAMA, 1986. **25:** p. 95–96.
[38] Zimmerman, H., G.M. Gustafson, and H.G. Kamp, Recurrent myocardial infarction associated with cocaine abuse in a young man with normal coronary arteries; evidence for coronary spasm culminating in thrombosis. JACC, 1987. **9:** p. 964–968.
[39] Pasternack, P.F., S.B. Colvin, and F.G. Baumann, Cocaine induced angina pectoris in patients younger than 40 years. Am J Cardiol, 1985. **55:** p. 847.
[40] Dressler, F.A., S. Malekzadeh, and W.C. Roberts, Quantitative analysis of amounts of coronary arterial narrowing in cocaine addicts. Am J Cardiol, 1990. **65:** p. 303–308.
[41] Silvermann, D.G., V. Gutter, and R. Byck, The blood pressure is normal; does it mean the cocaine is gone ? Anesthesiology, 1995. **83:** p. A66.
[42] Van Dyke, C. and R. Byck, Cocaine 1884–1974. In: Cocaine and other stimulants, E.H. Ellinwood and N.M. Kilbey, Editors. 1973, Plenum Press: New York. p. 1–30.
[43] Chasnoff, I.J., W.J. Burns, and S.J. Schnoll, Cocaine use in pregnancy. N Engl J Med, 1985. **336:** p. 666–669.
[44] Triffleman, E., et al., Desipramine in the treatment of „crack" cocaine dependence. Preliminary results. In: Problems of Drug Dependence, 1992: Proceeding of the 54th Annual Scientific Meeting, L. Harris, Editor. 1993, NIDA: Rockville. pp. 317.
[45] Dackis, C.A. and M.S. Gold, Bromocriptine treatment for cocaine abuse. A dopamine depletion hypothesis. Int J Psychiatry Med, 1988. **15:** p. 125–135.
[46] Derlet, R.W. and T.E. Albertson, Acute cocaine toxicity antagonism by agents interacting with adrenoreceptors. Pharmacol Biochem Behavior, 1990. **36:** p. 225–231.
[47] Gawin, F. and H. Kleber, Pharmacologic treatment of cocaine abuse. Psychiat Clinic North Am, 1986. **9:** p. 573–583.
[48] Bartz-Bazzanalla, P., et al., Eosinophiolie-Myalgie-Syndrom mit Faszitis und interstitieller Myositis nach L-Tryptophan-Einnahme. Z Rheumatol, 1992. **51:** p. 3–13.
[49] Zillikens, D., et al., Eosinophilie-Myalgie-Syndrom nach Einnahme von L-Tryptophan. Hautarzt, 1991. **42:** p. 154–157.

[50] Mensing, H., et al., Das Eosinophilie-Myalgie-Syndrom – Klinik und Verlauf bei 10 Patienten. Hautarzt, 1992. **43:** p. 436–440.
[51] Tennant, F.S. and A.A. Sagherian, Double blind comparison of amantadine and bromocriptine for ambulatory withdrawal from cocaine dependence. Arch Intern Med, 1987. **147:** p. 109–112.
[52] Weiss, S.R.B., R.M. Post, and M. Costello, Carbamazipine retards the development of cocaine-kindled seizures but not sensitization to cocaine-induced hyperactivity. Neuropsychopharmacology, 1990. **3:** p. 273–281.
[53] Halikas, J.A., K. Kuhn, and G. Carlson, The effect of carbamazipine on cocaine use. Am J Addict, 1992. **1:** p. 30–39.
[54] Hatsukami, D., R. Keenan, and J. Halikas, Effects of carbamazipine on acute responses to smoked cocaine-base in human cocaine users. Psychopharmacology, 1991. **104:** p. 120–124.
[55] Katz, J.L. and J.M. Witkin, Effects of the D1 dopamine receptor partial agonist, SKF 38393, on cocaine self administration in squirrel monkeys. In: Problems of Drug Dependence, 1992: Proceeding of the 54th Annual Scientific Meeting, L. Harris, Editor. 1993, NIDA: Rockville. pp. 231.
[56] Self, D.W., et al., Effects of D1 and D2-selective antagonists on self-administration of the D1 agonist SKF 82958. In: Problems of Drug Dependence, 1992: Proceeding of the 54th Annual Scientific Meeting, L. Harris, Editor. 1993, NIDA: Rockville. pp. 230.
[57] Thomas, D.N., et al., The involvement of the mesocorticolimbic dopamine system in the conditioned effects of cocaine. In: Problems of Drug Dependence, 1992: Proceeding of the 54th Annual Scientific Meeting, L. Harris, Editor. 1993, NIDA: Rockville. pp. 260.
[58] Unterwald, E.M., J. Horne-King, and M.J. Kreek. Chronic cocaine administration to rats alters brain opioid receptors. In: Proceeding of the College on Problems of Drugs Dependence, Inc. (CPPD) and International Narcotics Research Conference (INRC). 1992. Keystone, Colorado. pp. 145.
[59] Mello, N.K., et al., Buprenorphine suppresses cocaine self-administration by rhesus monkeys. Science, 1990. **245:** p. 859–862.
[60] Bergman, J., T. Hesterberg, and R.D. Spealman, Modefication of the behavioral effects of cocaine by opioids in squirrel monkeys. In: Problems of Drug Dependence, 1992: Proceeding of the 54th Annual Scientific Meeting, L. Harris, Editor. 1993, NIDA: Rockville. pp. 235.
[61] Mello, N.K., et al., Naltrexone attenuates buprenorphine's reduction of cocaine self-administration in rhesus monkeys. In: Problems of Drug Dependence, 1992: Proceeding of the 54th Annual Scientific Meeting, L. Harris, Editor. 1993, NIDA: Rockville. pp. 236.
[62] Römer, D., et al., Bremazocine: A potent, long-acting opiate kappa-agonist. Life Sci, 1980. **27:** p. 971–978.
[63] Wapler, M., et al., Buprenorphine attenuates drug craving in men with concurrent heroin and cocaine dependence. In: Problems of Drug Dependence,

1992: Proceeding of the 54th Annual Scientific Meeting, L. Harris, Editor. 1993, NIDA: Rockville. pp. 339.

[64] Schottenfeld, R.S., et al., Buprenorphine dose ranging for combined cocaine and opiate dependence. In: Problems of Drug Dependence, 1992: Proceeding of the 54th Annual Scientific Meeting, L. Harris, Editor. 1993, NIDA: Rockville. pp. 311.

[65] Awouters, F., et al., Pharmacological profile of ritanerin: a very specific central serotonin S2-antagonist. Drug Dev Res, 1988. **15:** p. 61–73.

[66] Meert, T.F., et al., Ritanserin reduces abuse of alcohol, cocaine, and fentanyl in rats. Pharmacopsychiat, 1991. **24:** p. 159–163.

[67] Meert, T.F. and P.A.J. Janssen, Ritanserin, a new therapeutic approach for drug abuse. Part 2: effects on cocaine. Drug Dev Res, 1992. **25:** p. 39–53.

[68] Freye, E., Designer-Drogen. Opioide aus der Drogenküche der Untergrundchemiker. DIA-GM, 1992. **19:** p. 1627–1632.

[69] Nichols, D.E., Differences between the mechanims of action of MDMA, MBDB and the classic hallucinogens. Identification of a new class: Entactogens. J Psycho Drugs, 1986. **18:** p. 305–313.

[70] Lyon, R.A., R.A. Glennon, and M. Titeler, 3,4-Methylendioxyamphetamine (MDMA): stereoselective interaction at brain 5-HT1 and 5-HT2 receptors. Psychopharmacology, 1986. **88:** p. 525–526.

[71] Kovar, K.A., et al., Synthetische Suchtstoffe der 2.Generation (sog. Designer Drugs). Vol. 3. 1990, Pharm Zeit Weinheim: VCH Verlagsgesellschaft. p. 99–107.

[72] Liester, M., et al., Phenomenology and sequelae of MDMA use. J Nerv Ment Dis, 1992. 180: p. 345–352

[73] Saunders, N., Ecstasy, ed. P. Walder. 1994, Zurich: Ricco Bilger. pp. 26–42.

[74] Freye, E., Akute Lebensbedrohliche Zustände – Symptome und erste therapeutische Maßnahmen. 1990, München, Bern, Wien, San Francisco: Zuckschwerdt.

[75] Hiramatzu, M., et al., Metabolism of methylendioxy-metamphetamine: formation of dihydroxymeth-amphetamine and a quinone identified as its glutathione. J Pharmacol Expt Ther, 1990. **254:** p. 521–527.

[76] Yousif, M.Y., et al., Identification of 3,4-Methylendioxymethamphetamine in rats. Drug Alcohol Depend, 1990. **26:** p. 127–135.

[77] Lim, H.K. and R.L. Foltz, Identification of metabolites of 3,4-methylendioxymethamphetamine in human urine. Chem Res Toxicol, 1989. **2:** p. 142–143.

19 Anschriften der Kontaktstellen, Drogenberatungsstellen und Suchtkliniken

Da es in Deutschland momentan über 1400 Einrichtungen mit den unterschiedlichsten Angeboten zum Thema Drogenberatung, Entgiftung, Entwöhnung und Entzug gibt, soll das vorliegende Verzeichnis nur einen Auszug darstellen. Eine komplette Liste kann bei der Bundeszentrale für gesundheitliche Aufklärung (Ostmerheimer Str. 200, 51109 Köln, Tel. 0221-89921) und der Deutschen Hauptstelle gegen die Suchtgefahren e.V. (Westring 2, 59065 Hamm, Tel. 02381-9015-0) angefordert werden.

Bundesweit tätige Organisationen, Behörden und Kammern

Verbände der Suchtkrankenhilfe

Deutsche Hauptstelle gegen die Suchtgefahren e. V. (DHS)
59065 Hamm, Westring 2
59003 Hamm, Postfach 13 69
Tel.: (0 23 81) 90 15-0, Fax: (0 23 81) 1 53 31
Rolf Hüllinghorst

Akzept e. V. Bundesverband für akzeptierende Drogenarbeit und humane Drogenpolitik
48167 Münster, Hiltruper Str. 49 a
Tel.: (0 25 06) 66 27, Fax: (0 23 82) 8 11 79

Arbeiterwohlfahrt Bundesverband e. V. (AWO)
53119 Bonn, Oppelner Str. 130
53001 Bonn, Postfach 11 49
Tel.: (02 28) 66 85-1 51/1 68, Fax: (02 28) 6 68 52 09
Hedi Boss

Arbeitsgemeinschaft Katholischer Fachkrankenhäuser für Suchtkranke e. V.
79004 Freiburg, Postfach 4 20

Bund für drogenfreie Erziehung e. V. (BdE)
21496 Geesthacht, Postfach 14 22
Tel. & Fax: (0 40) 71 09 48 10
Frank Lindemann

Bundesverband für stationäre Suchtkrankenhilfe e. V.
34117 Kassel, Kurt-Schumacher-Str. 2
Tel.: (05 61) 77 93 51, Fax: (05 61) 10 28 83
Wolfram Schuler

Deutsche Gesellschaft für Suchtforschung und Suchttherapie e. V. (DG-Sucht)
59065 Hamm, Westring 2
59003 Hamm, Postfach 13 69
Tel.: (0 23 81) 90 15-12, Fax: (0 23 81) 1 53 31
Edit Göcke

Deutscher Caritasverband e. V. – Referat Gefährdetenhilfe
79104 Freiburg, Karlstr. 40
79004 Freiburg, Postfach 4 20
Tel.: (07 61) 2 00-0, Fax: (07 61) 20 03 50
Bernhard Schmidtobreick

Deutsches Rotes Kreuz e. V. (DRK) – Generalsekretariat
53113 Bonn, Friedrich-Ebert-Allee 71
53004 Bonn, Postfach 14 60
Tel.: (02 28) 54 12 02, Fax: (02 28) 54 14 85
Dieter Eckert

Fachverband Drogen und Rauschmittel e. V. (FDR)
30159 Hannover, Odeonstr. 14
Tel.: (05 11) 1 31 64 74, Fax: (05 11) 1 83 26
Jost Leune

Fachverband Sucht e. V.
53113 Bonn, Adenauerallee 58
Tel.: (02 28) 26 15 55, Fax: (02 28) 21 58 85
Volker Weissinger

Gesamtverband für Suchtkrankenhilfe im Diakonischen Werk der Evangelischen Kirche in Deutschland e. V. (GVS)
34117 Kassel, Kurt-Schumacher-Str. 2
34013 Kassel, Postfach 10 13 66
Tel.: (05 61) 10 95 70, Fax: (05 61) 77 83 51
Knut Lehmann

Gesellschaft gegen Alkohol- und Drogengefahren e. V. (GAD) Bundesgeschäftsstelle
04289 Leipzig, Chemnitzer Str. 50
Tel.: (03 41) 8 64 25 96 und 8 62 90 36, Fax: (03 41) 8 62 90 37
Dr. phil. Hans-Jürgen Leonhardt

Katholische Sozialethische Arbeitsstelle e. V. (KSA) – Referat Suchtgefahren
59071 Hamm, Ostenallee 80
59006 Hamm, Postfach 16 67
Tel.: (0 23 81) 9 80 20-0, Fax: (0 23 81) 9 80 20 99
Stephan Weisz

Paritätischer Wohlfahrtsverband – Gesamtverband e. V. – Referat Gefährdetenhilfe
60528 Frankfurt, Heinrich-Hoffmann-Str. 3
Tel.: (0 69) 6 70 62 69, Fax: (0 69) 6 70 62 09
Lothar J. Ratensperger

Verband ambulanter Behandlungsstellen für Suchtkranke/Drogenabhängige e. V. (VABS)
79104 Freiburg, Karlstr. 40
79004 Freiburg, Postfach 4 20
Tel.: (07 61) 20 03 63, Fax: (07 61) 20 03 50
Anna Fett

Verband Freier Einrichtungen in der Suchtarbeit (FES)
90402 Nürnberg, Königstr. 12
Tel.: (09 11) 22 27 77, Fax: (09 11) 22 77 22
Dr. U. J. Osterhues .v.

Selbsthilfe- und Abstinenzorganisationen

Aktion Glücksspiel
50827 Köln, Venloer Str. 865
Tel.: (02 21) 5 80 18 78
Thomas Lischka

Al-Anon Familiengruppen – Selbsthilfegruppen für Angehörige von Alkoholikern
Alateen – Selbsthilfegruppen für Kinder und jugendliche Angehörige von Alkoholikern
45128 Essen, Emilienstr. 4
Tel.: (02 01) 77 30 07

Anonyme Alkoholiker (AA) – Interessengemeinschaft e. V.
80939 München, Ingolstädter Str. 68 a
80910 München, Postfach 46 02 27
Tel.: (0 89) 3 16 43 43 + 3 16 95 00, Fax: (0 89) 3 16 51 00
Hans Prußky
Regionale Kontaktstellen sind auch unter der bundeseinheitlichen Rufnummer 1 92 95 zu erreichen.

Anonyme Eßsüchtige Deutschland – Deutsche Intergruppe der OA
28062 Bremen, Postfach 10 62 06

Anonyme Raucher
76139 Karlsruhe, Junkersstr. 5
Tel.: (07 21) 61 38 73
Dieter P.

Anonyme Spieler Interessengemeinschaft e. V. (AS) – Kontaktstelle Deutschland
22089 Hamburg, Eilbeker Weg 20
Tel.: (0 40) 2 09 90 09 oder 2 09 90 19

Arbeitsgemeinschaft der deutschen Abstinenzverbände (AGAV)
66386 St. Ingbert, Nelkenstr. 20
Tel.: (0 68 94) 75 92
Dr. Martin Klewitz

Blaues Kreuz in der Evangelischen Kirche – Bundesverband e. V.
30159 Hannover, Dieterichsstr. 17 a
30007 Hannover, Postfach 7 67
Tel.: (05 11) 3 63 18 15, Fax: (05 11) 32 91 29
Burkhard Böhle

Blaues Kreuz in Deutschland e. V.
42289 Wuppertal, Freiligrathstr. 27
42202 Wuppertal, Postfach 20 02 52
Tel.: (02 02) 62 00 30, Fax: (02 02) 6 20 03 81
Hermann Hägerbäumer

Bund alkoholfrei lebender Kraftfahrer e. V. – Bundesverband
21149 Hamburg, Elstorfer Ring 4 g
Tel.: (0 40) 7 01 96 57, Fax: (0 40) 7 02 80 61
Dieter Kleine

Bund gegen Alkohol im Straßenverkehr e. V.
20149 Hamburg, Alsterchaussee 17
Tel.: (0 40) 44 07 16, Fax: (0 40) 4 10 76 16
Ehrengard Kleinichen

Bundesarbeitsgemeinschaft der Freundeskreise für Suchtkrankenhilfe in Deutschland e. V. – Selbsthilfeorganisation
34117 Kassel, Kurt-Schumacher-Str. 2
Tel.: (05 61) 78 04 13, Fax: (05 61) 71 12 82
Käthe Körtel

Bundesverband der Elternkreise drogengefährdeter und drogenabhängiger Jugendlicher e. V. (BVEK)
10963 Berlin, Köthener Str. 38
Tel.: (0 30) 2 62 60 89, Fax: (0 30) 2 62 84 57
Ingeborg Roloff

Cinderella – Aktionskreis Eß- und Magersucht
80339 München, Westendstr. 35
80042 München, Postfach 15 01 05
Tel.: (0 89) 5 02 12 12, Fax: (0 89) 5 02 25 75
Ingrid Mieck

Deutsche Guttempler-Jugend (DGJ)
20357 Hamburg, Moorkamp 5
Tel.: (0 40) 4 90 89 39
Stina Bölckow

Deutscher Frauenbund für alkoholfreie Kultur e. V.
62329 Egelsbach, Kurt-Tucholsky-Str. 7
Tel.: (0 61 03) 4 27 31
Helga Rau

Deutscher Guttempler-Orden (I. O. G. T.) e. V.
20097 Hamburg, Adenauerallee 45
Tel.: (0 40) 24 58 80, Fax: (0 40) 24 14 30
Wiebke Schneider

Kreuzbund e. V. – Selbsthilfe- und Helfergemeinschaft für Suchtkranke und deren Angehörige
59065 Hamm, Münsterstr. 25
59008 Hamm, Postfach 18 67
Tel.: (0 23 81) 6 72 72-0, Fax: (0 23 81) 6 72 72 33
Heinz-Josef Janssen

Nichtraucher-Initiative Deutschland e. V. (NID)
85716 Unterschleißheim, Carl-von-Linde-Str. 11
Tel.: (0 89) 3 17 12 12, Fax: (0 89) 3 17 40 47
Ernst-Günther Krause

Selbsthilfe junger Suchtkranker
Bundesweite Koordinationsstelle der Caritas
10115 Berlin, Große Hamburger Str. 18
Tel.: (0 30) 2 80 51 12, Fax: (0 30) 2 82 65 74
Marianne Kleinschmidt

Selbsthilfe Sucht in der Arbeiterwohlfahrt
Arbeiterwohlfahrt Bundesverband e. V. (AWO)
53119 Bonn, Oppelner Str. 130
53001 Bonn, Postfach 11 49
Tel.: (02 28) 66 85-1 51, Fax: (02 28) 66 95-2 09
Hedi Boss

Synanon International e. V.
10963 Berlin, Bernburger Str. 10
10923 Berlin, Postfach 61 02 44
Tel.: (0 30) 25 00 01-0, Fax: (0 30) 25 00 01 73

Behörden und Kammern

Bahn-Zentralstelle gegen die Alkoholgefahren (BZAL)
60329 Frankfurt, Karlstr. 4–6
Tel.: (0 69) 2 65-56 27, Fax: (0 69) 2 65-60 91
Dr. Erich Czischek

Bundesärztekammer
(Arbeitsgemeinschaft der Deutschen Ärztekammern)
50931 Köln, Herbert-Lewin-Str. 1
Tel.: (02 21) 4 00 40, Fax: (02 21) 4 00 43 88

Bundesinstitut für Infektionskrankheiten und nicht-übertragbare Krankheiten
12101 Berlin, General-Pape-Str. 62–66
Tel.: (0 30) 7 80 07-0, Fax: (0 30) 7 80 07-1 09
Dr. Hans-Ulrich Melchert

Bundeskriminalamt (BKA)
65193 Wiesbaden, Thaerstr. 11
65008 Wiesbaden, Postfach 18 20
Tel.: (06 11) 55-1, Fax: (06 11) 55 21 41

Bundesministerium des Innern – Drogenbeauftragter der Bundesregierung: Parl. Staatssekr. Eduard Lintner
53117 Bonn, Graurheindorfer Str. 198
Tel.: (02 28) 6 81-35 70 oder -37 50, Fax: (02 28) 6 81-43 99

Bundesministerium für Familie und Senioren
53048 Bonn, Godesberger Allee 140
Tel.: (02 28) 3 06-0, Fax: (02 28) 3 06-22 59

Bundesministerium für Frauen und Jugend
53123 Bonn, Rochusstr. 8–10
53107 Bonn, Postfach
Tel.: (02 28) 9 30-0, Fax: (02 28) 9 30-49 30

Bundesministerium für Gesundheit
53108 Bonn, Postfach 17 02 08
Tel.: (02 28) 9 41-0, Fax: (02 28) 9 41-49 32
Referat 326: Drogen- und Suchtmittelmißbrauch,
Referat 322: Betäubungsmittelrecht, Internationale Suchtstofffragen
Ständiger Vertreter des Bundesdrogenbeauftragten: Staatssekr. Baldur Wagner

Bundeszentrale für gesundheitliche Aufklärung (BZgA)
51109 Köln, Ostmerheimer Str. 200
51071 Köln, Postfach 91 01 51
Tel.: (02 21) 89 92-0, Fax: (02 21) 8 99 23 00
Informationstelefon zur Suchtvorbeugung (02 21) 89 20 31 täglich von 10.00–22.00 Uhr

Deutsches Institut für medizinische Dokumentation und Information (DIMDI)
50939 Köln, Weißhausstr. 27
50899 Köln, Postfach 42 05 80
Tel.: (02 21) 47 24 1, Fax: (02 21) 41 14 29
Dr. Werner Stöber

Institut für Dokumentation und Information, Sozialmedizin und öffentliches Gesundheitswesen (IDIS)
33611 Bielefeld, Westerfeldstr. 35–37
33548 Bielefeld, Postfach 20 10 12
Tel.: (05 21) 80 07-0, Fax: (05 21) 8 00 72 00

Sonstige Organisation

Archiv für Sozialpolitik e. V.
60313 Frankfurt, Brönnerstr. 9
60001 Frankfurt, Postfach 10 01 25
Tel.: (0 69) 29 67 97, Fax: (0 69) 28 91 81
Thomas Klinke

Archiv und Dokumentationszentrum für Drogenliteratur ARCHIDO e. V. – c/o Universität Bremen, FB 8
28359 Bremen, Bibliothekstr.
28334 Bremen, Postfach 33 04 40
Tel.: (04 21) 2 18-31 73, Fax: (04 21) 2 18-42 65
Frank Nolte

Ärztlicher Arbeitskreis Rauchen und Gesundheit e. V.
85379 Eching, Postfach 12 44
Tel.: (0 89) 3 16 25 25, Fax: (0 89) 31 87 34 49
Prof. Dr. med. F.-J. Wiebel

Bundesarbeitsgemeinschaft der Freien Wohlfahrtspflege e. V.
53129 Bonn, Franz-Lohe-Str. 17
Tel.: (02 28) 2 26-1, Fax: (02 28) 2 26-2 66/-2 98

Bundesarbeitsgemeinschaft Kinder- und Jugendschutz e. V.
55116 Mainz, Emmeransstr. 32
Tel.: (0 61 31) 22 33 60, Fax: (0 61 31) 23 68 49
Mechthild Freese

Bundesvereinigung für Gesundheit e. V.
53123 Bonn, Heilsbachstr. 30
Tel.: (02 28) 9 87 27-0, Fax: (02 28) 6 42 00 24
Gottfried Neuhaus

Daytop-Gesellschaft für soziale Planung und Alternativen – Gemeinnützige Gesellschaft mbH
80801 München, Kaiserstr. 1
80753 München, Postfach 44 04 47
Tel.: (0 89) 33 31 30, Fax: (0 89) 39 46 98
Fritz Schwarzbäcker

Deutsche AIDS-Hilfe e. V. (DAH)
10967 Berlin, Dieffenbachstr. 33
Tel.: (0 30) 69 00 87-0, Fax: (0 30) 69 00 87 42
Dr. Gundula Barsch

Deutscher Verein für Gesundheitspflege e. V. (DVG)
73760 Ostfildern, Senefelderstr. 15
73745 Ostfildern, Postfach 42 60
Tel.: (07 11) 41 30 75, Fax: (07 11) 41 50 04
Bern Wöhner

Deutsches Zentralinstitut für soziale Fragen (DZI)
(Archiv für Wohlfahrtspflege)
14195 Berlin, Bernadottestr. 94
Tel.: (0 30) 83 90 01-0 oder -13 (Bibliothek), Fax: (0 30) 8 31 47 50

Föderation der Drogenhilfen e. V.
Federation of Drugfree Treatment Centers in Europe
67363 Lustadt, Postfach 11 27
Tel.: (00 41 33) 57 11 23, Fax: (00 41 33) 57 22 20
Lothar Schäfer

Frankfurter Zentrum für Eßstörungen e. V.
60322 Frankfurt, Hansaallee 18
Tel.: (0 69) 55 01 76, Fax: (0 69) 5 96 17 23
Dr. Barbara Krebs

IFT Institut für Therapieforschung
80804 München, Parzivalstr. 25
Tel.: (0 89) 36 08 04-0, Fax: (0 89) 36 08 04-19
Dr. Gerhard Bühringer

Informationskreis Drogenprobleme e. V.
10557 Berlin, Händelallee 7
Tel.: (0 30) 3 91 22 88
Dr. med. Dietrich Kleiner

Nationale Kontakt- und Informationsstelle zur Anregung und Unterstützung von Selbsthilfegruppen (NAKOS)
10709 Berlin, Albrecht, Achilles-Str. 65
Tel.: (0 30) 8 91 40 19, Fax: (0 30) 8 93 40 14
Klaus Balke

Phönix-Haus für soziale Integration Gemeinnützige Gesellschaft mbH
80801 München, Kaiserstr. 1
80753 München, Postfach 44 04 47
Tel.: (0 89) 33 47 11, Fax: (0 89) 39 46 98
Fritz Schwarzbäcker

Stiftung Integrationshilfe für ehemals Drogenabhängige e. V. – Marianne von Weizsäcker Fonds –
59065 Hamm, Westring 2
59003 Hamm, Postfach 13 69
Tel.: (0 23 81) 90 15-30, Fax: (0 23 81) 1 53 31
Rita Hornung

Anschriften in den Bundesländern

Baden-Württemberg

Landesstelle gegen die Suchtgefahren in Baden-Württemberg der Liga der Freien Wohlfahrtsverbände
70178 Stuttgart, Augustenstr. 63
Tel.: (07 11) 6 19 67 31/32, Fax: (07 11) 6 19 67 68
Eva Weiser

Badischer Landesverband gegen die Suchtgefahren e. V.
77871 Renchen, Renchtalstr. 14
77867 Renchen, Postfach 11 63
Tel.: (0 78 43) 7 03 41, Fax: (0 78 43) 7 03 68
Christian Heise

Ministerium für Arbeit, Gesundheit und Sozialordnung Baden-Württemberg – Zentrale Koordinierungsstelle für Suchtfragen
70173 Stuttgart, Rotebühlplatz 30
Tel.: (07 11) 66 73-70 50 oder -70 33, Fax (07 11) 66 73-70 42
Dr. Dorothee Siefert

Aktion Jugendschutz (ajs) – Landesarbeitsstelle Baden-Württemberg
70184 Stuttgart, Stafflenbergstr. 44
Tel.: (07 11) 22 73 70, Fax: (07 11) 2 37 37 30
Dr. Birgit Ebbert

Arbeiterwohlfahrt – Bezirksverband Baden e. V.
76137 Karlsruhe, Roonstr. 28
76001 Karlsruhe, Postfach 11 68
Tel.: (07 21) 8 20 70, Fax: (07 21) 82 07 60
Joachim Unser-Nad

Arbeiterwohlfahrt – Bezirksverband Württemberg e. V.
70174 Stuttgart, Oberer Hoppenlauweg 26–28
Tel.: (07 11) 22 90 30, Fax: (07 11) 2 29 03 60
Doris Fuhrmann

Arbeitsgemeinschaft der Selbsthilfegruppen für Suchtkranke – Region Franken e. V.
71543 Wüstenrot, Naturfreundeweg 17
71541 Wüstenrot, Postfach 6 67
Tel.: (0 79 45) 84 40, Fax: (0 79 45) 29 30
Gangolf Zeller

Arbeitsgemeinschaft für Gefährdetenhilfe und Jugendschutz in der Erzdiözese Freiburg e. V. (AGJ)
79102 Freiburg, Oberau 21
79018 Freiburg, Postfach 51 48
Tel.: (07 61) 2 28 07-0, Fax: (07 61) 28 63 52
Christiane Blümle

Blaues Kreuz in Deutschland e. V. – Landesverband Baden-Württemberg
75305 Neuenbürg, Pfarrstr. 3
Tel.: (0 70 81) 22 03
Dekan Martin Holland

Bund alkoholfrei lebender Kraftfahrer e. V.
89542 Herbrechtingen, Heidenheimer Str. 37
Tel. & Fax: (0 73 24) 4 12 59
Karl-Heinz Lang

Caritasverband – für die Erzdiözese Freiburg e. V.
79102 Freiburg, Hildastr. 66
Tel.: (07 61) 7 08 30, Fax: (07 61) 7 08 31 07

– für die Diözese Rottenburg-Stuttgart e. V.
70188 Stuttgart, Strombergstr. 11
Tel.: (07 11) 2 63 32 20, Fax: (07 11) 2 63 31 77
Anna Ries

Deutsche Guttempler-Orden (I.O.G.T.) – Distrikt Baden-Württemberg e. V.
74072 Heilbronn, Weinsberger Str. 11
Tel.: (0 71 31) 16 44 47
Elisabeth Maraci

Deutsches Rotes Kreuz – Landesverband Baden-Württemberg e. V.
70372 Stuttgart, Badstr. 41
Tel.: (07 11) 55 05-0, Fax: (07 11) 5 50 51 39
– Landesverband Badisches Rotes Kreuz e. V.
79100 Freiburg, Schlettstadter Str. 31–33
Tel.: (07 61) 88 33 60-0, Fax: (07 61) 8 83 36 54
Brigitte Mühle

Diakonisches Werk – der Evang. Landeskirche in Baden e. V. – Referat Suchtkrankenhilfe
76137 Karlsruhe, Vorholzstr. 3
76009 Karlsruhe, Postfach 21 69
Tel.: (07 21) 93 49-2 38, Fax: (07 21) 9 34 92 02
Christel Kämper

– der evangelischen Kirche in Württemberg e. V. – Referat Suchtkrankenhilfe
70191 Stuttgart, Heilbronner Str. 180
700100 Stuttgart, Postfach 10 11 51
Tel.: (07 11) 16 56-1 63, Fax: (07 11) 16 56-3 65
Helmut Urbaniak

Evangelische Landesarbeitsgemeinschaft für Suchtkrankenhilfe in Württemberg e. V.
70191 Stuttgart, Heilbronner Str. 180
700100 Stuttgart, Postfach 10 11 51
Tel.: (07 11) 16 56-1 63, Fax: (07 11) 16 56-3 65
Helmut Urbaniak

Freundeskreise für Suchtkrankenhilfe in Württemberg e. V.
89150 Laichingen, Hindenburgstr. 19 a
Tel.: (0 73 33) 37 78, Fax: (0 73 33) 2 16 26
Horst Heine

Kreuzbund e. V. Selbsthilfe und Helfergemeinschaft für Suchtkranke und deren Angehörige
– Diözesanverband Freiburg
79102 Freiburg, Oberau 21
Tel.: (07 61) 3 09 68
Wolfgang Sester

– Diözesanverband Rottenburg/Stuttgart e. V.
88471 Laupheim, Konrad-Adenauer-Str. 21
Tel.: (0 73 92) 56 00
Peter Hilbert

Landesarbeitsgemeinschaft der Freundeskreise für Suchtkrankenhilfe in Baden e. V.
68161 Mannheim, M 7, 22
Tel.: (06 21) 10 24 22
Edeltraud Dömming

Landesarbeitsgemeinschaft für Gesundheitserziehung Baden-Württemberg e. V.
70176 Stuttgart, Johannesstr. 75
Tel.: (07 11) 6 36 80 55, Fax: (07 11) 6 36 87 20
Jörg Gebauer

Landesarbeitsgemeinschaft für Suchtkrankenhilfe im Diakonischen Werk Baden
76137 Karlsruhe, Vorholzstr. 3
76009 Karlsruhe, Postfach 21 69
Tel.: (07 21) 1 68-2 38
Christel Kämper

Landesärztekammer Baden-Württemberg
70597 Stuttgart, Jahnstr. 38 a
Tel.: (07 11) 76 98 90, Fax: (07 11) 7 69 89 50

Landesverband der Elternkreise drogengefährdeter und drogenabhängiger Jugendlicher in Baden-Württemberg e. V.
70190 Stuttgart, Werderstr. 67
Tel.: (07 11) 28 29 39
Marie-Luise Künzel

Paritätischer Wohlfahrtsverband – Landesverband Baden-Württemberg e. V.
70188 Stuttgart, Haußmannstr. 6
Tel.: (07 11) 21 55-0, Fax: (07 11) 2 15 52 15
Dr. Margarete Mantke-Geiger

Bayern

Bayerische Landesstelle gegen die Suchtgefahren
80336 München, Lessingstr. 1
Tel.: (0 89) 53 65 15, Fax: (0 89) 5 32 80 28
Antje Krüger

Bayerisches Staatsministerium für Arbeit und Sozialordnung, Familie, Frauen und Gesundheit
80797 München, Winzerstr. 9
80792 München, Postfach
Tel.: (0 89) 12 61-23 76, Fax: (0 89) 12 61-14 78
LtdMR Wolfram Meier-Stuckenberger

Aktion Jugendschutz – Landesarbeitsstelle Bayern e. V.
80636 München, Fasaneriestr. 17
Tel.: (0 89) 12 15 73-0, Fax: (0 89) 1 23 56 42
Klaus Umbach

Arbeiterwohlfahrt Landesverband Bayern e. V.
80868 München, Von-der-Pfordten-Str. 44
Tel.: (0 89) 5 45 75 40, Fax: (0 89) 54 67 54 55
Gisela Thiel

Bayerische Landesärztekammer
81677 München, Mühlbaurstr. 16
Tel.: (0 89) 41 47-1, Fax: (0 89) 4 14 72 80

Bayerisches Rotes Kreuz – Präsidium
81679 München, Holbeinstr. 11
Tel.: (0 89) 92 41-0, Fax: (0 89) 98 95 26
Michael Kopp

Blaues Kreuz in Deutschland e. V. – Landesverband Bayern
91710 Gunzenhausen, Friedrich-Ebert-Str. 13
Tel.: (0 98 31) 13 23
Siegfried Schuchardt

Bund alkoholfrei lebender Kraftfahrer e. V.
– siehe Baden-Württemberg

Caritasverband Landesverband Bayern e. V.
80336 München, Lessingstr. 1
Tel.: (0 89) 54 49 70, Fax: (0 89) 5 32 80 28
Roland Hallmaier

Deutscher Guttempler-Orden (I.O.G.T.) – Distrikt Bayern-Thüringen e. V.
90461 Nürnberg, Herbartstr. 40 b
Tel.: (09 11) 46 51 98
Jürgen Ehlerding

Diakonisches Werk Bayern e. V.
90408 Nürnberg, Pirckheimerstr. 6
90332 Nürnberg, Postfach 12 03 20
Tel.: (09 11) 93 54-2 69, Fax: (09 11) 9 35 42 69
Heimo Leibl

Evang. Fachverband für Gefährdetenhilfe im Diakonischen Werk Bayern e. V.
90408 Nürnberg, Pirckheimer Str. 6
90332 Nürnberg, Postfach 12 03 20
Tel.: (09 11) 93 54-4 39 oder -4 40, Fax: (09 11) 9 35 42 69
Uwe E. Morgenstern

Gesellschaft gegen Alkohol- und Drogengefahren (GAD) – Landesgruppe Bayern
90015 Nürnberg, Postfach 31 26
Tel.: (09 11) 9 35 44 39, Fax: (09 11) 9 35 42 69
Uwe E. Morgenstern

Kreuzbund e. V. Selbsthilfe und Helfergemeinschaft für Suchtkranke und deren Angehörige – Diözesanverband Augsburg
89407 Dillingen, Heimgartenstr. 9
Tel.: (0 90 71) 86 76
Peter Fischer

– Diözesanverband Bamberg
96123 Litzendorf, Mühlweisen 3
Tel.: (0 95 05) 66 50
Klaus Hofmann

– Diözesanverband Eichstätt
85051 Ingolstadt, Rundstr. 8
Tel.: (0 84 50) 16 10
Dorothea Regneri

– Diözesanverband München und Freising
85356 Freising, General-von-Stein-Str. 2 a
Tel.: (0 81 61) 6 50 09
Tilo Naumann

– Diözesanverband Passau
84130 Dingolfing, Bahnhofstr. 77
Tel.: (0 87 31) 7 31 65
Werner Wassersteiner

– Diözesanverband Regensburg
85368 Moosburg, Waldmeisterstr. 11
Tel.: (0 87 61) 23 04
Sylvia Gutbier

– Diözesanverband Würzburg
97204 Höchberg, Kister Str. 35 a
Tel.: (09 31) 40 09 00
Reinhold Langner

Landesarbeitsgemeinschaft der Freundeskreise für Suchtkrankenhilfe in Bayern e. V.
90562 Kalchreut, Dorfplatz 9
Tel. & Fax: (09 11) 5 18 35 51
Karin Böhm

Paritätischer Wohlfahrtsverband – Landesverband Bayern e. V.
80804 München, Düsseldorfer Str. 22
80704 München, Postfach 40 04 43
Tel.: (0 89) 3 06 11-0, Fax: (0 89) 30 61 11 11
Alexander Eberth

Berlin

Landesstelle Berlin gegen die Suchtgefahren e. V.
10585 Berlin, Gierkezeile 39
Tel.: (0 30) 34 80 09-0, Fax: (0 30) 34 80 09 50
Uwe Kaiser

Senatsverwaltung für Gesundheit
10179 Berlin, Märkisches Ufer 54
Tel.: (0 30) 21 22-29 37, Fax: (0 30) 21 22-22 85
Ute Schönherr

Senatsverwaltung für Jugend und Familie Berlin – Referat für Drogenfragen
10785 Berlin, Am Karlsbad 8–10
Tel.: (0 30) 26 54-25 73 oder -25 79, Fax: (0 30) 26 54-23 21
Elfriede Koller

Büro für Suchtprophylaxe beim Landesdrogenbeauftragten – Senatverwaltung für Jugend und Familie Berlin
10785 Berlin, Am Karlsbad 8–10
Tel.: (0 30) 26 54 25 32 oder 26 54 27 43, Fax: (0 30) 26 04 23 21
Christine Köhler-Azara

AKB (Anonyme Alkoholkrankenhilfe Berlin) e. V.
14195 Berlin, Gregor-Mendel-Str. 8
Tel.: (0 30) 8 02 50 80
Gisela Svoboda

Arbeiterwohlfahrt Landesverband Berlin e. V.
10963 Berlin, Hallesches Ufer 32–38
Tel.: (0 30) 2 53 89-2 17, Fax (0 30) 2 59 22 86
Angelika Rix

Ärztekammer Berlin
13407 Berlin, Flottenstr. 28–42
Tel.: (0 30) 4 08 06-0, Fax: (0 30) 4 08 06-26

Blaues Kreuz in Deutschland e. V. – Landesverband Berlin-Brandenburg
10961 Berlin, Blücherstr. 14
Tel.: (0 30) 6 92 74 30
Udo Nothnagel

Caritasverband für das Bistum Berlin e. V.
10715 Berlin, Tübinger Str. 5
Tel.: (0 30) 8 50 40, Fax: (0 30) 8 50 41 19
Gabriela Hockertz

Deutscher Frauenbund für alkoholfreie Kultur e. V. – Landesverband Berlin e. V.
14119 Berlin, Ruhlaer Str. 10
Tel.: (0 30) 8 25 55 16
Anneliese Wolf

Deutscher Guttempler-Orden (I.O.G.T.) – Distrikt Berlin-Brandenburg e. V.
12347 Berlin, Wederstr. 24–26
Tel.: (0 30) 6 84 90 23
Helmut Kunz

Deutsches Rotes Kreuz – Landesverband Berlin e. V.
12161 Berlin, Bundesallee 73
Tel.: (0 30) 8 50 05-0, Fax: (0 30) 85 00 54 25
Hans-Joachim Fuchs

Diakonisches Werk Berlin-Brandenburg e. V.
12163 Berlin, Paulsenstr. 55–56
12119 Berlin, Postfach 41 09 40
Tel.: (0 30) 8 20 97-0, Fax: (0 30) 8 20 97-1 05
Pfarrer Eckhard Steinhaeuser

Elternkreis Berlin (EKB) e. V.
10585 Berlin, Wulfsheinstr. 7
Tel.: (0 30) 3 42 25 03
Hildegard Loos

Elternselbsthilfe – Arbeitsgemeinschaft Drogenprobleme (AGD) e. V.
12531 Berlin, Eugen-Bolz-Kehre 6
Tel.: (0 30) 6 03 42 23, Fax: (0 30) 6 26 96 48
Ingrid Haedrich

Gesellschaft gegen Alkohol- und Drogengefahren e. V. (GAD) – Landesgruppe Berlin – Bahn-Sozialwerk der DB
10365 Berlin, Frankfurter Allee 212
Tel.: (0 30) 29 71 25 49
Jürgen Rau

Kreuzbund e. V. Selbsthilfe- und Helfergemeinschaft für Suchtkranke und deren Angehörige – Diözesanverband Berlin e. V.
12359 Berlin, Wesenberger Ring 6 b
Tel.: (0 30) 6 02 18 20
Christian Räthel

Landesarbeitsgemeinschaft Kinder- und Jugendschutz e. V. Berlin
12689 Berlin, Schwarzwurzelstr. 6
Tel.: (0 30) 9 31 24 01
Dr. Stefanie Schulze

Paritätischer Wohlfahrtsverband – Landesverband Berlin e. V.
10713 Berlin, Brandenburgische Str. 80
Tel.: (0 30) 8 60 01-0, Fax: (0 30) 86 00 12 30
Reinald Purmann

Brandenburg

Brandenburgische Landesstelle gegen die Suchtgefahren
14469 Potsdam, Friedrich-Ebert-Str. 67
Tel.: (03 31) 28 64-1 48, Fax: (03 31) 28 64-1 43
Claus Niekrentz

Minister für Arbeit, Soziales, Gesundheit und Frauen – Abt. Gesundheit
14467 Potsdam, Berliner Str. 90
14411 Potsdam, Postfach 60 11 63
Tel.: (03 31) 8 66-55 97, Fax: (03 31) 8 66-56 99
Frau I. Kluge

Aktion Kinder- und Jugendschutz – Landesarbeitsgemeinschaft Brandenburg e. V.
14473 Potsdam, Ulrich-von-Hutten-Str. 1
Tel.: (03 31) 29 55 65
Norbert Michalik

Arbeiterwohlfahrt Landesverband Brandenburg e. V.
14482 Potsdam, Sauerbruchstr. 11
Tel.: (0 33 27) 48 64 64
Christina Heinrichs

Blaues Kreuz in Deutschland (vormals AGAS) –
Landesverband Berlin-Brandenburg
16321 Rüdnitz, Langerönner Mühle
Tel.: (0 33 38) 23 90
Ralf Klinghammer

Caritasverband für Brandenburg und Vorpommern e. V.
13088 Berlin, Gürtelstr. 8
Tel. & Fax: (0 30) 9 65 41 16

Deutscher Guttempler-Orden (I.O.G.T.)
– siehe Berlin

Deutsches Rotes Kreuz –
Landesverband Brandenburg
14469 Potsdam, Friedrich-Ebert-Str. 67
Tel.: (03 31) 2 32 81 + 2 32 83, Fax: (03 31) 29 32 84
Dr. Burckhardt Gericke

Diakonisches Werk Berlin-Brandenburg
– Innere Mission und Hilfswerk e. V. –
Suchtgefährdetendienst
14467 Potsdam, Lindenstr. 56
Tel.: (03 31) 28 00-1 61, Fax: (03 31) 2 80 01 50
Pastor Oswald Pregla

Evangelische Landesarbeitsgemeinschaft für Suchtkrankenhilfe – ELAS –
Im Diakonischen Werk Berlin-Brandenburg Innere Mission und Hilfswerk e. V.
14467 Potsdam, Lindenstr. 56
Tel.: (03 31) 28 00-1 61, Fax: (03 31) 2 80 01 50
Pastor Oswald Pregla

Fachverband Drogen und Rauschmittel e. V. (FDR) – Büro Potsdam
14467 Potsdam, Schopenhauerstr. 27
Tel.: (03 31) 29 39 50, Fax: (03 31) 96 49 07
Ulrike Korthaus

Gesellschaft gegen Alkohol- und Drogengefahren e. V. (GAD) Landesstelle Brandenburg
Landesnervenklinik
14772 Brandenburg, Anton-Saefkow-Allee 2
Tel.: (0 33 81) 5 45 24 21, Fax (0 33 81) 5 45 22 72
Dr. med. Hubertus Windischmann

Landesarbeitsgemeinschaft der Freundeskreise für Suchtkrankenhilfe Berlin-Brandenburg
15890 Eisenhüttenstadt, Robert-Koch-Str. 47
Tel.: (0 33 64) 4 32 65
Hans-Peter Mikloweit

Landesärztekammer Brandenburg
03050 Cottbus, Thiemstr. 41
Tel.: (03 55) 42 20 12, Fax: (03 55) 42 40 10

Paritätischer Wohlfahrtsverband – Landesverband Brandenburg e. V.
14473 Potsdam, Tornowstr. 48
Tel. & Fax: (03 31) 2 24 06
Heike Kaminski

Bremen

Bremische Landesstelle gegen die Suchtgefahren e. V.
28195 Bremen, Kolpingstr. 3
28065 Bremen, Postfach 10 65 03
Tel.: (04 21) 3 35 73-0, Fax: (04 21) 3 37 94 44
Johannes Dieckmann

Senator für Gesundheit, Jugend und Soziales
28195 Bremen, Birkenstr. 34
28078 Bremen, Postfach 10 78 67
Tel.: (04 21) 3 61-1 07 75 oder -23 78, Fax: (04 21) 3 61 21 57
Dr. Ingo Ilja Michels

Senator für Bildung und Wissenschaft – Schulpsychologischer Dienst – Drogenreferat
28199 Bremen, Langemarckstr. 113
Tel.: (04 21) 3 61-81 96, Fax (04 21) 3 61-89 14
Rolf Günther

Arbeiterwohlfahrt Landesverband Bremen
28203 Bremen, Auf den Häfen 30/32
Tel.: (04 21) 79 02-0, Fax: (04 21) 79 02 49
Werner Eike

Ärztekammer Bremen
28209 Bremen, Schwachhauser Heerstr. 24
Tel.: (04 21) 3 40 42 00, Fax: (04 21) 3 40 42 09

Blaues Kreuz in der Evangelischen Kirche e. V. – Landesverband Bremen
27283 Verden, Uhlemühlen 1
Tel.: (0 42 31) 6 46 85
Karin Dregnus

Blaues Kreuz in Deutschland e. V. – Landesverband Bremen
28329 Bremen, Lehrer-Lämpel-Weg 40 a
Tel.: (04 21) 47 01 39
Erich Kurz

Bremer Institut für Drogenforschung (BISDRO) Universität Bremen, FB 8
28359 Bremen, Bibliothekstr.
28334 Bremen, Postfach 33 04 40
Tel.: (04 21) 2 18-31 73, Fax: (04 21) 2 18-42 65
Prof. Dr. Stephan Quensel

Bund alkoholfrei lebender Kraftfahrer e. V. – Landesverband Bremen
22045 Hamburg, Zehlendorfer Weg 8 b
Tel.: (0 40) 66 60 32
Hans-Jürgen Zander

Caritasverband Bremen e. V.
28195 Bremen, Kolpingstr. 3
Tel.: (04 21) 32 13 61, Fax: (04 21) 3 37 94 44
Johannes Dieckmann

Deutscher Frauenbund für alkoholfreie Kultur e. V. – Landesverband Bremen und Bremerhaven e. V.
27574 Bremerhaven, Koeslinerstr. 11
Tel.: (04 71) 7 33 33

Deutscher Guttempler-Orden (I.O.G.T.) – Distrikt Bremen e. V.
28217 Bremen, Vegesacker Str. 43–45
Tel.: (04 21) 39 42 28
Martin Kück

Deutsches Rotes Kreuz Kreisverband Bremen e. V.
28209 Bremen, Wachmannstr. 9
Tel.: (04 21) 34 03-0, Fax: (04 21) 3 40 31 07
Gisela Hildisch

Diakonisches Werk Bremen e. V.
28209 Breen, Blumenthalstr. 10/11
Tel.: (04 21) 34 96 70, Fax: (04 21) 34 54 71
Pastor Manfred Schulken

Kreuzbund e. V. Selbsthilfe- und Helfergemeinschaft für Suchtkranke und deren Angehörige – Regionalverband Bremen
28219 Bremen, Osterfeuerberger Ring 7–9
Tel.: (04 21) 38 00 35

Landesarbeitsgemeinschaft der Freundeskreise für Suchtkrankenhilfe in Bremen e. V.
28329 Bremen, Witwe-Bolte-Weg 3 a
Tel.: (04 21) 47 37 42
Werner Thiemann

Landesarbeitsgemeinschaft für Suchtkrankenhilfe im Diakonischen Werk Bremen
28195 Bremen, Abbentorstr. 5
Tel.: (04 21) 17 18 28 und 1 51 49, Fax: (04 21) 1 65 44 83

Paritätischer Wohlfahrtsverband – Landesverband Bremen e. V.
28203 Bremen, Fedelhören 49
Tel.: (04 21) 32 15 33, Fax: (04 21) 32 59 65
Anke Teebken

Hamburg

Hamburgische Landesstelle gegen die Suchtgefahren e. V.
20099 Hamburg, Brennerstr. 90
Tel.: (0 40) 2 80 38 11, Fax: (0 40) 2 80 10 06
Gerhard Rakete

Büro für Suchtprävention
20099 Hamburg, Brennerstr. 90
Tel.: (0 40) 2 80 38 12, Fax: (0 40) 2 80 10 06
Monika Püschl

Behörde für Arbeit, Gesundheit und Soziales – Abt. RE 6 – Drogen und Sucht
22083 Hamburg, Hamburger Str. 47
Tel.: (0 40) 2 91 88-28 35 oder -39 25, Fax: (0 40) 2 91 88-22 86
Dr. Horst Bossong

Aktion Jugendschutz – Landesarbeitsstelle Hamburg e. V.
20357 Hamburg, Margaretenstr. 41
Tel.: (0 40) 43 25 28, Fax: (0 40) 4 30 53 48

Arbeiterwohlfahrt Landesverband Hamburg e. V.
20148 Hamburg, Rothenbaumchaussee 44
Tel.: (0 40) 41 40 23-0, Fax: (0 40) 41 40 23 37

Ärztekammer Hamburg
22083 Hamburg, Humboldtstr. 56
Tel.: (0 40) 2 28 02-0, Fax: (0 40) 2 20 99 80

Blaues Kreuz in Deutschland e. V. – Landesverband Hamburg
22549 Hamburg, Osdorfer Redder 35
Tel.: (0 40) 8 00 32 29
Hildegard Kraus

Bund alkoholfrei lebender Kraftfahrer e. V. – Landesverband Hamburg
22045 Hamburg, Zehlendorfer Weg 8 b
Tel.: (0 40) 66 60 32
Hans-Jürgen Zander

Deutscher Guttempler-Orden (I.O.G.T.) Distrikt Hamburg e. V.
20357 Hamburg, Moorkamp 5
Tel.: (0 40) 40 27 36
Ursula Beese

Deutsches Rotes Kreuz – Landesverband Hamburg e. V.
22529 Hamburg, Behrmannplatz 3
Tel.: (0 40) 5 54 20-0, Fax: (0 40) 58 11 21

Diakonisches Werk – Landesgeschäftsstelle
22767 Hamburg, Königstr. 54
Tel.: (0 40) 30 62 00, Fax: (0 40) 30 62 03 60
Gerd Müssig

Kreuzbund e. V. Selbsthilfe- und Helfergemeinschaft für Suchtkranke und deren Angehörige – Regionalverband Hamburg e. V.
22297 Hamburg, Henry-Budge-Str. 9 a
Tel.: (0 40) 51 89 25
Wolfgang Schneider

Landesarbeitsgemeinschaft der Freundeskreise für Suchtkrankenhilfe in Hamburg e. V.
20095 Hamburg, Alstertor 21
Tel.: (0 40) 33 03 44
Werner Schweichler

Landesarbeitsgemeinschaft für Suchtkrankenhilfe im Diakonischen Werk Hamburg (ELAS)
22767 Hamburg, Königstr. 54
Tel.: (0 40) 3 06 20-3 07/-3 08
Jan-Peter Wilckens

Paritätischer Wohlfahrtsverband – Landesverband Hamburg e. V.
20149 Hamburg, Mittelweg 115 a
20102 Hamburg, Postfach 13 02 65
Tel.: (0 40) 4 15 20-1 00, Fax: (0 40) 45 13 23
Richard Wahser

Hessen

Hessische Landesstelle gegen die Suchtgefahren e. V.
60322 Frankfurt, Auf der Körnerwiese 5
Tel.: (0 69) 5 96 96 21, Fax: (0 69) 5 96 97 24
Maria Koschate

Hessisches Ministerium für Jugend, Familie und Gesundheit
65187 Wiesbaden, Dostojewskistr. 4
Tel.: (06 11) 8 17 36 53/54, Fax: (06 11) 8 17 36 51
Lothar Dicks

Arbeiterwohlfahrt Bezirksverband Hessen-Süd e. V.
60329 Frankfurt, Poststr. 2–4
Tel.: (0 69) 2 73 90 60, Fax: (0 69) 27 39 06 23
Lutz Grahl

Arbeitsgemeinschaft für Suchthilfen im Diakonischen Werk Kurhessen-Waldeck (AGS DW KW)
34119 Kassel, Kölnische Str. 136
34010 Kasse, Postfach 10 10 07
Tel.: (05 61) 10 95-1 06, Fax: (05 61) 10 39 36
Reinhold Debus

Blaues Kreuz in Deutschland e. V. – Landesverband Hessen
35415 Pohlheim, Bergstr. 8
Tel.: (0 64 04) 28 22
Fritz Robert Weiß

Bund alkoholfrei lebender Kraftfahrer e. V.
63477 Maintal, Hahnenkammstr. 1
Tel. & Fax: (0 61 81) 8 70 43
Wolfgang Schmidt

Caritasverband – Katholische Arbeitsgemeinschaft gegen die Suchtgefahren für das Land Hessen
64625 Bensheim, Nibelungenstr. 109
Tel.: (0 62 51) 1 02-0, Fax: (0 62 51) 10 21 03
Martin Buschmann

Deutscher Frauenbund für alkoholfreie Kultur – Landesverband Hessen e. V.
63329 Egelsbach, Kurt-Tucholsky-Str. 7
Tel.: (0 61 03) 4 27 31
Helga Rau

Deutscher Guttempler-Orden (I.O.G.T.) – Distrikt Hessen e. V.
60594 Frankfurt, Metzlerstr. 34
Tel.: (0 69) 61 44 64, Fax: (0 69) 6 03 23 77
Fritz Walch

Deutsches Rotes Kreuz Landesverband Hessen e. V.
65189 Wiesbaden, Abraham-Lincoln-Str. 7
Tel.: (06 11) 79 09-0, Fax: (06 22) 70 20 99
Bruno Lehberger

Diakonisches Werk – Hessen und Nassau – Referat Suchtkrankenhilfe (ELAS im DH HN)
60486 Frankfurt, Ederstr. 12
60442 Frankfurt, Postfach 90 02 29
Tel.: (0 69) 79 47-2 55, Fax: (0 69) 7 94 73 10
Berthold Kilian

– in Kurhessen Waldeck e. V.
34119 Kassel, Kölnische Str. 116
34110 Kassel, Postfach 10 10 07
Tel.: (05 61) 10 95-1-06, Fax: (05 61) 10 39 36
Reinhold Debus

Jugendberatung und Jugendhilfe e. V.
60325 Frankfurt, Corneliusstr. 15
Tel.: (0 69) 74 80 48, Fax: (0 69) 74 26 12
Bernhard Menzemer

Kreuzbund e. V. Selbsthilfe- und Helfergemeinschaft für Suchtkranke und deren Angehörige – Diözesanverband Fulda
36115 Hilders, Am Berg 13
Tel.: (0 66 81) 77 13
Eberhard Stehling

– Diözesanverband Limburg
65399 Kiedrich, Rosenstr. 6
Tel.: (0 61 23) 6 12 93
Berhard Twardy

Landesärztekammer Hessen
60488 Frankfurt, Im Vogelsang 3
Tel.: (0 69) 97 67 20, Fax: (0 69) 97 67 21 28

Landesverband der Freundeskreise in Hessen e. V.
34134 Kassel, Frankfurter Str. 314
Tel.: (05 61) 4 57 69
Gerhard Markert

Narcotics Anonymous – Regionales Service Komitee
64225 Darmstadt, Postfach 11 10 10

Paritätischer Wohlfahrtsverband – Landesverband Hessen e. V.
60322 Frankfurt, Auf der Körnerwiese 5
Tel.: (0 69) 5 97 01 91, Fax: (0 69) 55 12 92
Günter Woltering

Mecklenburg-Vorpommern

Landesstelle gegen die Suchtgefahren Mecklenburg-Vorpommern e. V.
19055 Schwerin, Pfaffenstr. 5
Tel. & Fax: (03 85) 86 06 06
Peter Grosch

Landeskoordinierungsstelle fur Suchtvorbeugung – LAKOST
19053 Schwerin, Eisenbahnstr. 4
Tel.: (03 85) 56 50 76, Fax: (03 85) 5 57 41 44
Rainer Siedelberg

Sozialministerium des Landes Mecklenburg-Vorpommern
19055 Schwerin, Werderstr. 124
19048 Schwerin, Postfach
Tel.: (03 85) 58 80, Fax: (03 85) 58 80 90 99
Dr. Dagmar Doese

Arbeiterwohlfahrt Landesverband Mecklenburg-Vorpommern e. V.
19059 Schwerin, Johannes-R.-Becher-Str. 20
Tel.: (03 85) 76 16 00, Fax: (03 85) 71 57 11

Ärztekammer Mecklenburg-Vorpommern
18055 Rostock, Humboldtstr. 6
Tel.: (03 81) 4 92 22 65, Fax: (03 81) 4 92 55 15

Blaues Kreuz in Deutschland e. V. – Landesverband Mecklenburg
17192 Waren, Am Müritzstadion 26
Tel.: (0 39 91) 66 43 80
Ulrich Konradt

– Landesverband Vorpommern e. V.
17328 Penkun, Breite Str. 9
Tel.: (03 97 51) 6 02 22
Frank Seidler

Caritas Mecklenburg e. V. – Bischöfliches Amt Schwerin
19053 Schwerin, Lübecker Str. 28
Tel.: (03 85) 81 22 88, Fax: (03 85) 5 50 74 32
Alfons Neumann

Caritasverband für Brandenburg und Vorpommern e. V.
13088 Berlin, Gürtelstr. 8
Tel.: (0 30) 3 65 41 16
Reinhold Janiszewski

Deutscher Guttempler-Orden (I.O.G.T.) –
Distrikt Mecklenburg-Vorpommern e. V.
19059 Schwerin, Rogahner Str. 2
Tel.: (03 85) 71 01 01
Rosemarie Jancker

Deutsches Rotes Kreuz – Landesverband Mecklenburg-Vorpommern
19053 Schwerin, Schloßstr. 12
Tel.: (03 85) 8 36 61, Fax: (03 85) 86 43 32
Elin Altemark

Diakonisches Werk – der Ev.-Lutherischen Landeskirche Mecklenburgs – Referat Suchtkrankenhilfe
19055 Schwerin, Pfaffenstr. 5
Tel. & Fax: (03 85) 51 25 51
Peter Grosch

– in der Pommerschen Ev. Kirche e. V. – Referat Suchtkrankenhilfe
17489 Greifswald, Pappelallee 1
Tel.: (0 38 34) 87 61-0, Fax: (0 38 34) 87 61-1 14
Peter Schmuck

Gesellschaft gegen Alkohol- und Drogengefahren (GAD) – Landesstelle Mecklenburg-Vorpommern –
Fachambulanz für Suchtkranke in Vorpommern
17489 Greifswald, Hans-Fallada-Str. 7
Tel.: (0 38 34) 89 92 35, Fax: (0 38 34) 50 22 98
Dr. med. Hans-Dieter Hoffmann

Landesarbeitsgemeinschaft der Freundeskreise für Suchtkrankenhilfe Mecklenburg-Vorpommern
23970 Wismar, Fliederweg 1
Tel.: (0 38 41) 25 88 74
Peter Meißner

Landesarbeitsgemeinschaft Kinder- und Jugendschutz Mecklenburg-Vorpommern
c/o Landesjugendamt
17011 Neubrandenburg, Neustrelitzer Str. 120
Tel.: (03 95) 3 80 24 67

Paritätischer Wohlfahrtsverband – Landesverband Mecklenburg-Vorpommern e. V.
19055 Schwerin, Pappelgrund 10
Tel.: (03 85) 88 71 21, Fax: (03 85) 88 71 58
Reinhard Schwiemann

Niedersachsen

Niedersächsische Landesstelle gegen die Suchtgefahren
30175 Hannover, Leisewitzstr. 26
Tel.: (05 11) 85 20 68, Fax. (05 11) 81 91 95
Heinz Lutter

Niedersächsisches Sozialministerium
30159 Hannover, Hinrich-Wilhelm-Kopf-Platz 2
30001 Hannover, Postfach 1 41
Tel.: (05 11) 1 20-4 94 oder -4 95, Fax: (05 11) 12 04 35
Lothar Rimpl

Arbeiterwohlfahrt – Bezirksverband Hannover e. V.
30455 Hannover, Körtingsdorf 1
Tel.: (05 11) 49 52-0, Fax: (05 11) 49 52-2 00
Annette Hiller

– Bezirksverband Weser-Ems e. V.
26133 Oldenburg, Klingenbergstr. 73
Tel.: (04 41) 48 01-0, Fax: (04 41) 48 01-1 03
Anne Husmann

– Bezirksverband Braunschweig e. V.
38108 Braunschweig, Peterskamp 21
Tel.: (05 31) 39 08-0, Fax: (05 31) 39 08-1 08
Rudi Karg

Ärztekammer Niedersachsen
30175 Hannover, Berliner Allee 20
Tel.: (05 11) 3 80 22, Fax: (05 11) 3 80 22 40

Blaues Kreuz in der Evangelischen Kirche – Landesverband Niedersachsen e. V.
30629 Hannover, Weberstr. 4
Tel.: (05 11) 58 14 10
Rüdiger Anders

Blaues Kreuz in Deutschland e. V. – Landesverband Niedersachsen
26810 Westoverledingen, Verdistr. 13
Tel.: (0 49 55) 44 88
Heinrich Schaa

Bund alkoholfrei lebender Kraftfahrer e. V.
38118 Braunschweig, Kreuzstr. 113
Tel.: (05 31) 50 39 08
Günter Strehlow

Caritasverband für die Diözese Hildesheim e. V.
31134 Hildesheim, Mühlenstr. 24
Tel.: (0 51 21) 93 80, Fax: (0 51 21) 3 15 77
Norbert Eller

Landescaritasverband für Oldenburg e. V.
49377 Vechta, Oldenburger Str. 10
Tel.: (0 44 41) 8 70 70, Fax: (0 44 41) 87 07 10
Josef Hilgefort

Caritasverband für die Diözese Osnabrück e. V.
49074 Osnabrück, Johannisstr. 91
Tel.: (05 41) 34 10, Fax: (05 41) 3 41 80
Werner Bensmann

Deutscher Frauenbund für alkoholfreie Kultur – Landesverband Niedersachsen e. V.
26122 Oldenburg, Theaterwall 20
Tel.: (04 41) 1 46 14
Hildegard Bartels

Deutscher Guttempler-Orden (I.O.G.T.) – Distrikt Niedersachsen e. V.
29221 Celle, Westcellertorstr. 9
29205 Celle, Postfach 2 24
Tel.: (0 51 41) 2 41 22, Fax: (0 51 41) 21 42 96
Helmut Krethe

Deutsches Rotes Kreuz – Landesverband Niedersachsen e. V.
30175 Hannover, Erwinstr. 7
Tel.: (05 11) 2 80 00-0, Fax: (05 11) 2 80 00 77
Edda Hotopp

Diakonisches Werk – Landesarbeitsgemeinschaft für Suchtkrankenhilfe in Niedersachsen (ELAS)
30159 Hannover, Ebhardstr. 3 A
Tel.: (05 11) 36 04-2 32, Fax: (05 11) 36 04-1 00
Rolf Jünke

Fachverband für die Diakonischen Werke
38102 Braunschweig, Peter-Joseph-Krahe-Str. 11
Tel.: (05 31) 27 30 70, Fax: (05 31) 7 10 438
Erika Stephan-Reinmuth

30159 Hannover, Ebhardstr. 3 A
Tel.: (05 11) 36 04-2 32/2-37, Fax: (05 11) 36 04-1 00
Rolf Jünke

26789 Leer, Saarstr. 6
26763 Leer, Postfach 13 80
Tel.: (04 91) 91 98-2 03, Fax: (04 91) 91 98-2 40
Wolfgang Wagenfeld

26122 Oldenburg, Gottorpstr. 23
26006 Oldenburg, Postfach 16 03
Tel.: (04 41) 2 10 01-66/-67, Fax: (04 41) 1 47 78
Anne Evers

31655 Stadthagen, Bahnhofstr. 16
Tel.: (0 57 21) 7 60 81
Heinrich Grundmeier

Gesellschaft gegen Alkohol- und Drogengefahren e. V. (GAD) – Landesstelle Niedersachsen
30625 Hannover, Dohmeyers Weg 30
Tel.: (05 11) 55 20 82, Fax: (05 11) 55 20 92
Werner B. Gertler

Kreuzbund e. V. Selbsthilfe- und Helfergemeinschaft für Suchtkranke und deren Angehörige – Diözesanverband Hildesheim
31711 Lauenhagen, Im Bruche 60
Wilfried Hartmann

– Kreuzbund – Landesverband Oldenburg
49377 Vechta, Welper Str. 9
Tel.: (0 44 41) 56 68
Bruno Neumann

– Diözesanverband Osnabrück e. V.
49593 Bersenbrück, Orderstr. 7
Tel.: (0 54 39) 17 43
Dieter Wiethe

Landesarbeitsgemeinschaft der Freundeskreise für Suchtkrankenhilfe in Niedersachsen e. V.
48527 Nordhorn, Schlieperstr. 32
Tel.: (0 59 21) 56 89
Ewald Maatmann

Landesstelle Jugendschutz Niedersachsen
30175 Hannover, Leisewitzstr. 26
Tel.: (05 11) 85 87 88, Fax: (05 11) 2 83 49 54
Andrea Urban

Landesverband der Vereine für Sozialmedizin Niedersachsen e. V.
30161 Hannover, Ostwender Str. 9
Tel.: (05 11) 3 48 11 83
Sabine Schnorr

Landesverein für Gesundheitspflege Niedersachsen e. V.
30165 Hannover, Fenskeweg 2
Tel.: (05 11) 3 50 00 52, Fax: (05 11) 3 50 55 95
Thomas Altgeld

Niedersächsischer Landesverband für Elternkreise Drogenabhängiger e. V.
30163 Hannover, Jakobistr. 43
Tel.: (05 11) 39 30 30 oder 78 96 54
Inge Schwarzer

Paritätischer Wohlfahrtsverband – Landesverband Niedersachsen e. V. – Fachbereich Sucht
29525 Uelzen, St.-Biti-Str. 22
Tel.: (05 81) 7 00 07, Fax: (05 81) 7 84 69
Paul-Walter Steffens

Nordrhein-Westfalen

Arbeitsausschuß Drogen und Sucht der Arbeitsgemeinschaft der Spitzenverbände der Freien Wohlfahrt in NW
40470 Düsseldorf, Lenaustr. 41
40402 Düsseldorf, Postfach 30 02 04
Tel.: (02 11) 6 39 82 94, Fax: (02 11) 6 39 82 99
Friedhelm Gräf

Ministerium für Arbeit, Gesundheit und Soziales
430213 Düsseldorf, Horionplatz 1
Tel.: (02 11) 8 37 35 53, Fax: (02 11) 8 37 35 77
Hans-Adolf Hüsgen

Arbeiterwohlfahrt – Landesarbeitsgemeinschaft der Arbeiterwohlfahrt „Suchtkrankenhilfe"
44139 Dortmund, Kronenstr. 63–69
Tel.: (02 31) 5 48 30, Fax: (02 31) 5 48 32 09
Petra Gessner

– Bezirksverband Mittelrhein e. V.
50672 Köln, Venloer Wall 15

Tel.: (02 21) 5 79 98-0, Fax: (02 21) 5 79 98 59
Frau Breil

– Bezirksverband Niederrhein e. V.
45141 Essen, Lützowstr. 32
45002 Essen, Postfach
Tel.: (02 01) 31 05-0, Fax: (02 01) 31 05-2 53
Michael Schöttle

– Bezirksverband Östliches Westfalen e. V.
33602 Bielefeld, Marktstr. 23
Tel.: (05 21) 58 32-0, Fax: (05 21) 58 32-1 50
Frau Struff-Koordt

Arbeitsgemeinschaft Kinder- und Jugendschutz – Landesstelle Nordrhein-Westfalen e. V.
50672 Köln, Hohenzollernring 85–87
Tel.: (02 21) 95 15 38-0, Fax: (02 21) 95 15 38-18
Jan Lieven

Ärztekammer Nordrhein
40474 Düsseldorf, Tersteegenstr. 31
Tel.: (02 11) 4 30 20, Fax: (02 11) 4 30 22 00

Ärztekammer Westfalen-Lippe
48145 Münster, Kaiser-Wilhelm-Ring 46
48022 Münster, Postfach 40 67
Tel.: (02 51) 37 50-0, Fax: (02 51) 37 50-3 99

Blaues Kreuz in der Evangelischen Kirche – Landesverband NRW e. V.
44879 Bochum, Mathiasstr. 13
Tel.: (02 34) 49 04 27, Fax: (02 34) 41 28 25
Walter Beier

– Landesverband Rheinland
40764 Langenfeld, Von-Hünefeld-Str. 51
Tel.: (0 21 73) 8 13 76
Norbert Lederhofer

Blaues Kreuz in Deutschland e. V. – Landesverband Rheinland
51545 Waldbröl, Vor dem Löh 7
Tel.: (0 22 91) 78 10
Wilhelm Silbersiepe

– Landesverband Westfalen
32120 Hiddenhausen, Am Lienkamp 3
Tel.: (0 42 23) 8 43 17
Dietmar Flömer

Bund alkoholfrei lebender Kraftfahrer e. V.
46145 Oberhausen, Karlstr. 13
Tel.: (02 88) 66 63 63
Dieter Eickers

Caritasverband – Katholische Landesarbeitsgemeinschaft gegen die Suchtgefahren in NW
33098 Paderborn, Am Stadelhof 15
Tel.: (0 52 51) 2 09-1 30, Fax: (0 52 51) 20 92 02

Deutscher Frauenbund für alkoholfreie Kultur – Landesverband Nordrhein-Westfalen e. V.
58119 Hagen, Piepenstockstr. 7
Tel.: (0 23 34) 4 12 70
Marie Luise Schmidt-Torga

Deutscher Guttempler-Orden (I.O.G.T.) – Distrikt Nordrhein-Westfalen e. V.
45481 Mülheim, Düsseldorfer Str. 74
Tel.: (02 08) 48 76 48, Fax: (02 08) 48 65 16
Udo Sauermann

Deutsches Rotes Kreuz – Landesverband Nordrhein e. V.
40225 Düsseldorf, Auf'm Hennekamp 71
Tel.: (02 11) 31 04-1 66, Fax: (02 11) 3 10 41 88
Frank Danscher

– Landesverband Westfalen Lippe e. V.
48151 Münster, Sperlichstr. 25
Tel.: (02 51) 9 73 90, Fax: (02 51) 7 98 61 06
Michaela Augustin

Diakonisches Werk – Arbeitsgemeinschaft Suchtkrankenhilfe im Diakonischen Werk Rheinland
40470 Düsseldorf, Lenaustr. 41
40402 Düsseldorf, Psotfach 30 02 04
Tel.: (02 11) 63 98-0/6 39 82 94, Fax: (02 11) 6 39 82 99
Friedhelm Gräf

– Arbeitsgemeinschaft Suchtkrankenhilfe in den Diakonischen Werken der Ev. Kirche von Westfalen und der Lippischen Landeskirche
48147 Münster, Friesenring 32
48011 Münster, Postfach 24 04
Tel.: (02 51) 27 09-3 60, Fax: (02 51) 2 70 95 73
Hans Henning Hicke

Ev. Arbeitskreis für Kinder- und Jugendschutz (Diakon. Werk Westfalen)
48147 Münster, Friesenring 32
Tel.: (02 51) 2 70 92 90/91, Fax: (02 51) 2 70 95 73
Peter Winde

Katholische Landesarbeitsgemeinschaft Jugendschutz NW e. V.
48143 Münster, Salzstr. 8
Tel.: (02 51) 5 40 27, Fax: (02 51) 51 86 09
Georg Bienemann

Kreuzbund e. V. Selbsthilfe- und Helfergemeinschaft für Suchtkranke und deren Angehörige – Diözesanverband Aachen
41236 Mönchengladbach, Marktstr. 8
Tel.: (0 21 66) 4 41 85
Elke Reinhardt

– Diözesanverband Essen
46119 Oberhausen, Andreas-Hofer-Str. 10
Tel.: (02 08) 89 52 93
Peter Rogall

– Diözesanverband Köln
40627 Düsseldorf, Vennhauser Allee 255
Tel.: (02 11) 27 52 82
Ferdinand Schauerte

– Diözesanverband Münster
59229 Ahlen, Beckumer Str. 150
Tel.: (0 23 82) 6 12 97
Hans Brandstetter

– Diözesanverband Paderborn
59556 Lippstadt, Loher Heide 34
Tel.: (0 29 45) 24 68
Heinrich Simon

Landesarbeitsgemeinschaft der Freundeskreise im Rheinland e. V. – Selbsthilfeorganisation für Suchtkranke
46535 Dinslaken, Irkensbusch 41
46526 Dinslaken, Postfach 10 06 09

Tel.: (0 20 64) 5 36 71, Fax: (0 20 64) 1 88 73
Hermann Borgmann

Landesarbeitsgemeinschaft der Freundeskreise Suchtkrankenhilfe in Westfalen e. V.
32120 Hiddenhausen, Am Eickhof 34
Tel.: (0 52121) 6 69 66
Hermann Sieveking

Landesverband der Elternkreise drogenabhängiger und drogengefährdeter Jugendlicher in Nordrhein-Westfalen e. V.
40629 Düsseldorf, Am Birkenkamp 20
Tel.: (02 11) 28 85 25
Inge Baur

Landschaftsverband Westfalen-Lippe – Abt. Gesundheitswesen Koordinationsstelle für Drogenfragen und Fortbildung
48133 Münster
Tel.: (02 51) 5 91-01, Fax: (02 51) 5 91-2 67
Wolfgang Rometsch

Nordrheinische Arbeitsgemeinschaft gegen die Suchtgefahren – Geschäftsstelle
c/o Diözesan-Caritasverband für das Erzbistum Köln e. V., Abt. Gefährdetenhilfe, Referat Suchtkranken- und AIDS-Hilfe
50676 Köln, Georgstr. 7
Tel.: (02 21) 20 10-2 78, Fax: (02 21) 20 10-1 00
Georg Seegers

Paritätischer Wohlfahrtsverband – Landesverband Nordrhein-Westfalen e. V.
42283 Wuppertal, Loher Str. 7
Tel.: (02 02) 28 22-0, Fax: (02 02) 8 56 14
Michael Wedekind

Westfälische Arbeitsgemeinschaft gegen die Suchtgefahren
33602 Bielefeld, August-Schroeder-Str. 3 a
Tel.: (05 21) 17 71 20, Fax: (05 21) 13 85 07
Piet Schuin

Rheinland-Pfalz

Landesstelle Suchtkrankenhilfe Rheinland-Pfalz
c/o Diözesan-Caritasverband Trier e. V., Referat Gefährdetenhilfe
54290 Trier, Sichelstr. 10
54202 Trier, Postfach

Tel.: (06 51) 9 49 32 44, Fax: (06 51) 9 49 32 99
Rudolf Barth

Ministerium für Arbeit, Soziales, Familie und Gesundheit
55116 Mainz, Bauhofstr. 9
55021 Mainz, Postfach 31 80
Tel.: (0 61 31) 16 46 55, Fax: (0 61 31) 16 24 52
Ingo Brennberger

Arbeiterwohlfahrt Bezirksverband Rheinland/Hessen-Nassau e. V.
56068 Koblenz, Dreikaiserweg 4
Tel.: (02 61) 1 30 06-0, Fax: (02 61) 1 30 06-26
Volker Hermanns

Blaues Kreuz in der Evangelischen Kirche e. V. – Region Rhein-Main
55131 Mainz, Friedrich-Naumann-Str. 14
Tel.: (0 61 31) 83 93 20
Pfarrer Fritz Strub

Blaues Kreuz in Deutschland e. V. – Landesverband Pfalz
67063 Ludwigshafen, Rohrlachstr. 68
Tel.: (06 21) 51 59 51
Ernest Dawe

Caritasverband – für die Diözese Mainz e. V.
55116 Mainz, Holzhofstr. 8
Tel.: (0 61 31) 28 26-74, Fax: (0 61 31) 28 26-72 59
Benno Rehn

– für die Diözese Speyer e. V.
67346 Speyer, Bahnhofstr. 31
Tel.: (0 62 32) 20 91 20, Fax: (0 62 32) 2 46 08
Franz Erbach

– für die Diözese Trier e. V.
52390 Trier, Sichelstr. 10–12
Tel.: (06 51) 9 49 32 44, Fax: (06 51) 9 49 32 99
Rudolf Barth

Deutscher Guttempler-Orden (I.O.G.T.)
– siehe Saarland

Deutsches Rotes Kreuz e. V. – Landesverband Rheinland-Pfalz
55116 Mainz, Mitternachtsgasse 4
Tel.: (0 61 31) 28 28-0, Fax: (0 61 31) 28 28 98
Hedwig Weber-Hohm

Kreuzbund e. V. Selbsthilfe- und Helfergemeinschaft für Suchtkranke und deren Angehörige – Diözesanverband Mainz
64521 Groß-Gerau, Rathausstr. 25
Tel.: (0 61 52) 5 45 47
Günther Uhlig

– Diözesanverband Speyer
67454 Hassloch, Lachener Weg 47
Tel.: (0 63 24) 46 64
Alois Schneider

– Diözesanverband Trier e. V.
54295 Trier, Am Juffernberg 20
Tel.: (06 51) 1 85 35
Helmut Müller

Landesarbeitsgemeinschaft der Freundeskreise für Suchtkrankenhilfe in Rheinland-Pfalz e. V.
57583 Mörlen, Schulstr. 38
Tel.: (0 22 61) 6 12 90
Gerhard Sticht

Landesarbeitsgemeinschaft für Suchtkrankenhilfe im Diakonischen Werk der Ev. Kirche der Pfalz
67346 Speyer, Roßmarktstr. 3 a
67322 Speyer, Postfach 12 60
Tel.: (0 62 32) 13 05-37
Rainer Koppenhöfer

Landesärztekammer Rheinland-Pfalz
55116 Mainz, Deutschhausplatz 3
Tel.: (0 61 31) 28 82 20, Fax: (0 61 31) 2 88 22 88

Landesverband der Elternkreise für Drogengefährdete und Drogenabhängige in Rheinland-Pfalz
55130 Mainz, Mittlere Talstr. 17
Tel.: (0 61 31) 8 71 25
Winfried Birkholz

Paritätischer Wohlfahrtsverband – Landesverband Rheinland-Pfalz/Saarland e. V. Geschäftsstelle Mainz
55131 Mainz, Drususwall 52
Tel.: (0 61 31) 95 22 50, Fax: (0 61 31) 9 52 25 55
Christina Benesch

Saarland

Saarländische Landesstelle gegen die Suchtgefahren e. V.
66117 Saarbrücken, Deutschherrnstr. 12
66006 Saarbrücken, Postfach 10 06 53
Tel.: (06 81) 5 80 01-37, Fax: (06 81) 5 84 82 70
Wolfgang Biehl

Ministerium für Frauen, Arbeit, Gesundheit und Soziales
66119 Saarbrücken, Franz-Josef-Röder-Str. 23
Tel.: (06 81) 5 01-31-72, Fax: (06 81) 5 01-31 39
Marliese Berner

Arbeiterwohlfahrt Landesverband Saarland e. V.
66117 Saarbrücken, Hohenzollernstr. 45
Tel.: (06 81) 5 86 05-53, Fax: (06 81) 58 28 80
Susanne Regitz

Ärztekammer des Saarlandes
66111 Saarbrücken, Faktoreistr. 4
Tel.: (06 81) 4 00 30, Fax: (06 81) 4 00 33 40

Blaues Kreuz in Deutschland e. V. – Landesverband Saarland
66287 Quierschied, Am Pflanzgarten 29
Tel.: (0 68 97) 6 30 93
Ruth Eifler

Caritasverband für Saarbrücken und Umgebung e. V.
66111 Saarbrücken, Kantstr. 14
Tel.: (06 81>) 3 96 81, Fax: (06 81) 37 52 98
Johannes Simon

Deutscher Guttempler-Orden (I.O.G.T.) – Distrikt Rheinland-Pfalz/Saarland e. V.
66121 Saarbrücken, Lessingstr. 53
Tel.: (06 81) 6 29 11
Kurt Weyrich

Deutsches Rotes Kreuz – Landesverband Saarland
66117 Saarbrücken, Wilhelm-Heinrich-Str. 7–9
Tel.: (06 81) 5 80 06-0, Fax: (06 81) 5 80 06-90
Renate Stadtfeld

Diakonisches Werk an der Saar
66117 Saarbrücken, Deutschherrnstr. 12

Tel.: (06 81) 5 80 01-0, Fax: (06 81) 5 84 82 70
Reiner Münden

Landesarbeitsgemeinschaft der Freundeskreise für Suchtkrankenhilfe im Saarland e. V.
66111 Saarbrücken, Seilerstr. 12
Tel.: (06 81) 3 11 44 oder 87 41 49
Reinhard Spurk

Paritätischer Wohlfahrtsverband – Landesverband Rheinland-Pfalz/Saarland e. V.
66119 Saarbrücken, Feldmannstr. 92
Tel.: (06 81) 5 30 80, Fax: (06 81) 58 27 76
Christina Benesch

Sachsen

Sächsische Landesstelle gegen die Suchtgefahren
01099 Dresden, Radeberger Str. 11
Tel.: (03 51) 6 67 07 05, Fax: (03 51) 57 55 88
Sigurd Kasischke

Sächsische Staatsministerium für Soziales, Gesundheit und Familie
01097 Dresden, Albertstr. 10
Tel.: (03 51) 5 64-76 70, Fax: (03 51) 5 64-77 88
Dr. med. Gesine Böttger

Aktion Jugendschutz – Landesarbeitsstelle Sachsen e. V.
09122 Chemnitz, Albert-Köhler-Str. 91
Tel. & Fax: (03 71) 21 16 39
Uwe Majewski

Arbeiterwohlfahrt Landesarbeitsgemeinschaft Sachsen
04416 Markkleeberg, Raschwitzer Str. 11–13
Tel.: (03 41) 3 91 10 80, Fax: (03 41) 31 27 38
Martin Kruse

Blaues Kreuz in Deutschland (vormals AGAS) – Landesverband Sachsen
01109 Dresden, Königsbrücker Landstr. 36
Tel.: (03 51) 58 50 20
Sigurd Kasischke

Caritasverband – für das Bistum Dresden-Meißen e. V.
01067 Dresden, Magdeburger Str. 33
Tel.: (03 51) 49 83 60, Fax: (03 51) 4 98 37 93
Uta Burgard

– für die Apostolische Administratur Görlitz e. V.
03046 Cottbus, Adolph-Kolping-Str. 15
Tel.: (03 55) 70 00 88, Fax: (03 55) 79 33 22
Hans Joachim Wagner

– für das Bischöfliche Amt Magdeburg e. V.
39112 Magdeburg, Braunschweiger Str. 18
Tel.: (03 91) 6 05 30, Fax: (03 91) 60 40 42
Günter Brozek

Deutsches Rotes Kreuz – Landesverband Sachsen
01309 Dresden, Goetheallee 22
Tel.: (03 51) 4 67 81 43, Fax: (03 51) 3 07 85
Peter Horzella

Diakonisches Werk der Evang. Kirche der schlesischen Oberlausitz e. V.
02826 Görlitz, Bautzener Str. 38
Tel.: (0 35 81) 48 48-19, Fax: (0 35 81) 48 48-20
Friedemann Gerlach

Gemeinschaft der Siebenten-Tags-Adventisten in Sachsen
0 13 09 Dresden, Haydnstr. 16
Tel.: (03 51) 4 59 34 88 oder 4 49 60 79, Fax: (03 51) 4 49 60 91
Lothar Scheel

Gesellschaft gegen Alkohol- und Drogengefahren (GAD) – Landesgruppe Sachsen – „Haus am Park" – Haus 4 b
04289 Leipzig, Chemnitzer Str. 50
Tel.: (03 41) 8 63 25 96, Fax: (03 41) 8 62 90 37
Dr. phil. Hans-Jürgen Leonhardt

Landesarbeitsgemeinschaft der Freundeskreise für Suchtkrankenhilfe Sachsen
01217 Dresden, Räcknitzhöhe 70
Tel.: (03 51) 4 72 71 00
Wolfgang Heinisch

Paritätischer Wohlfahrtsverband – Landesverband Sachsen e. V.
01279 Dresden, Kipsdorfer Str. 182
Tel.: (03 51) 2 51 77 03, Fax: (03 51) 2 51 65 54
Udo Kiene

Sächsische Landesärztekammer
01309 Dresden, Pohlandstr. 19
Tel.: (03 51) 3 36 81-0, Fax: (03 51) 3 36 81-45

Suchtgefährdetendiakonie beim Diakonischen Werk der Ev.-Luth. Landeskirche Sachsens e. V.
01445 Radebeul, Obere Bergstr. 1
01435 Radebeul
Tel.: (03 51) 78 30, Fax: (03 51) 7 54 66
Helmut Bunde

Sachsen-Anhalt

Landesstelle gegen die Suchtgefahren im Land Sachsen-Anhalt
c/o Diakonisches Werk
39106 Magdeburg, Walter-Rathenau-Str. 38
Tel. & Fax: (03 91) 5 61 22 87
Sybille Teunißen

Ministerium für Arbeit, Soziales und Gesundheit
39104 Magdeburg, Schellingstr. 3/4
39012 Magdeburg, Postfach 37 40
Tel.: (03 91) 5 67 69 34, Fax: (03 91) 5 67 69 62
Bruno Krebs

Arbeiterwohlfahrt Landesverband Sachsen-Anhalt e. V.
39112 Magdeburg, Klausener Str. 17
Tel.: (03 91) 4 25 08, Fax: (03 91) 4 83 25
Michael Hühne

Ärztekammer Sachsen-Anhalt
39114 Magdeburg, Zollstr. 12
Tel.: (03 91) 5 98 20, Fax: (03 91) 5 98 22 00

Blaues Kreuz in Deutschland (vormals AGAS) – Landesverband Sachsen-Anhalt
14913 Blönsdorf, Pfarrhaus
Tel.: (03 37 43) 2 32
Martin Hüfken

Caritasverband für das Bischöfliche Amt Magdeburg e. V.
39112 Magdeburg, Braunschweiger Str. 18
Tel.: (03 91) 6 05 30, Fax: (03 91) 60 40 42
Günther Brozek

Deutsches Rotes Kreuz – Landesverband Sachsen-Anhalt e. V.
06110 Halle, Rudolf-Breitscheid-Str. 80
Tel.: (03 45) 50 08 50, Fax: (03 45) 2 31 41
Dr. Roland Schulz

Diakonisches Werk – der Ev. Landeskirche Anhalts e. V.
06844 Dessau, Johannisstr. 12
Tel. & Fax: (03 40) 21 33 18
Dr. Jürgen Otto

– in der Kirchenprovinz Sachsen e. V. – Referat Suchtkrankenhilfe
39124 Magdeburg, Mittagstr. 15
39028 Magdeburg, Postfach 84
Tel.: (03 91) 22 21 51 oder 2 55 26-26, Fax: (03 91) 2 55 26-22
Christel Scholz

Gesellschaft gegen Alkohol- und Drogengefahren e. V. (GAD) – Landesgruppe Sachsen-Anhalt
Tagesklinik für Abhängigkeitsprobleme und psychosomatische Störungen GmbH
39104 Magdeburg, Planckstr. 4–5
Tel. & Fax: (03 91) 4 80 48
Dr. med. Volker Kielstein

Landesarbeitsgemeinschaft Jugendschutz Sachsen-Anhalt
c/o Werkstatt für Bildung und Begegnung
06406 Bernburg, Große Einsiedelgasse 6 a
Tel.: (0 34 71) 2 21 36, Fax: (0 34 71) 27 00 00
Dr. Martina Köhler

Landesverband der Suchtselbsthilfe in Sachsen-Anhalt
39326 Wolmirstedt, Straße der DSF 3
Tel.: (03 92 01) 2 12 36, Fax: (03 92 01) 21 94 24
Joachim Wurg

Landesvereinigung für Gesundheitsförderung Sachsen-Anhalt e. V.
39108 Magdeburg, Schillerstr. 54
Tel. & Fax: (03 91) 3 50 40
Dr. Jutta Tietz

Paritätischer Wohlfahrtsverband – Landesverband Sachsen-Anhalt e. V.
39115 Magdeburg, Georg-Kaiser-Str. 2 d
Tel.: (03 91) 6 08 33 u. Funk: (01 61) 2 52 67 57
Fax: (03 91) 6 08 35 55
Günter Strothotte

Referat Jugend, Alkohol, Drogen und psychische Abhängigkeiten des Amtes für Jugendschutz der Evangelischen Kirche der Kirchenprovinz Sachsen
39106 Magdeburg, Dräseckeplatz 1
Tel.: (03 91) 5 61 63 73, Fax: (03 91) 5 61 63 74
Gisela Grundmann

Schleswig-Holstein

Landesstelle gegen die Suchtgefahren für Schleswig-Holstein e. V.
24105 Kiel, Schauenburgerstr. 36
Tel.: (04 31) 56 47 70, Fax: (04 31) 56 47 80
Bernd Heinemann

Zentralstelle für Suchtvorbeugung
24105 Kiel, Schauenburgerstr. 36
Tel.: (04 31) 56 47 70, Fax. (04 31) 56 47 80
Rolf Harten

Ministerin für Arbeit und Soziales, Jugend und Gesundheit
24143 Kiel, Adolf-Westphal-Str. 4
Tel.: (04 31) 9 88-54 34, Fax: (04 31) 5 96-51 16
Gunda Petersen

Aktion Jugendschutz Landesarbeitsstelle Schleswig-Holstein
24106 Kiel, Prinz-Heinrich-Str. 1
Tel.: (04 31) 33 60 86, Fax: (04 31) 33 712 30
Christa Limmer

Arbeiterwohlfahrt Landesverband Schleswig-Holstein e. V.
24105 Kiel, Feldstr. 5
Tel.: (04 31) 51 14-0, Fax: (04 31) 51 14-1 08
Irmela Wilmann

Ärztekammer Schleswig-Holstein
23795 Bad Segeberg, Bismarckallee 8–12
Tel.: (0 45 51) 8 03-0, Fax: (0 45 51) 80 31 80

Blaues Kreuz in der Evangelischen Kirche –
Landesverband Schleswig-Holstein e. V.
24768 Rendsburg, Kanalufer 48
Tel.: (0 43 31) 5 93-2 19, Fax: (0 43 31) 5 60 15
Günter Kath

Blaues Kreuz in Deutschland e. V. – Landesverband Schleswig-Holstein
25524 Itzehoe, Sanderg 85
Tel.: (0 48 21) 9 27 02
Ernst Giesenhagen

Bund alkoholfrei lebender Kraftfahrer e. V. – Landesverband Schleswig-Holstein
24251 Osdorf, Hauptstr. 28
Tel.: (0 43 46) 95 38
Maria Oberländer

Bund für drogenfreie Erziehung e. V. – Landesverband Schleswig-Holstein
21496 Geesthacht, Postfach 14 22
Tel. & Fax: (0 40) 71 09 48 10
Frank Lindemann

Bund gegen Alkohol im Straßenverkehr e. V. –
Landessektion Schleswig-Holstein
25832 Tönning, Utholmer Str. 15
Tel.: (0 48 61) 57 61
Horst Stock

Caritasverband für Schleswig-Holstein e. V:
24103 Kiel, Muhliusstr. 67
Tel.: (04 31) 59 02-0, Fax: (04 31) 55 55 51
Karl-Eberhard Goll

Deutscher Frauenbund für alkoholfreie Kultur –
Landesverband Schleswig-Holstein e. V.
24147 Kiel, Ellerbeker Weg 143
Tel.: (04 31) 78 49 69
Irmgard Tesch

Deutscher Guttempler-Orden (I.O.G.T.) – Distrikt Schleswig-Holstein e. V.
24113 Kiel, Hamburger Chaussee 117
Tel.: (04 31) 68 55 46, Fax: (043 31) 68 03 20
Dirk Jacobsen

Deutsches Rotes Kreuz – Landesverband Schleswig-Holstein e. V.
24105 Kiel, Klaus-Groth-Platz 1
Tel.: (04 31) 57 07-0, Fax: (04 31) 57 07 63
Bärbel Goddar

Diakonisches Werk Schleswig-Holstein – Suchtkrankenhilfe
24768 Rendsburg, Kanalufer 48
24758 Rendsburg, Postfach 8 25
Tel.: (0 43 31) 5 93-1 46, Fax: (0 43 31) 59 32 45
Peter Rümenapf

Ev. Arbeitskreis für Jugendschutz Schleswig-Holstein
24768 Rendsburg, Kanalufer 48
Tel.: (0 43 31) 59 30-0

Landesarbeitsgemeinschaft der Freundeskreise für Suchtkrankenhilfe in Schleswig-Holstein e. V.
24768 Rendsburg, Prinzenstr. 13
Tel.: (0 43 31) 5 54 01, Fax: (0 43 31) 2 63 40
Ulrich Haalbeck

Landesvereinigung für Gesundheitsförderung e. V.
24103 Kiel, Flämische Str. 6–10
Tel.: (04 31) 9 42 94, Fax: (04 31) 9 48 71
Dr. Peter Moritzen

Paritätischer Wohlfahrtsverband – Landesverband Schleswig-Holstein e. V.
24105 Kiel, Beselerallee 57
24018 Kiel, Postfach 19 07
Tel.: (04 31) 5 60 20, Fax: (04 31) 56 02 78
Claudia Bertz

Thüringen

Thüringer Landesstelle gegen die Suchtgefahren
99084 Erfurt, Allerheiligenstr. 3
Tel.: (03 61) 6 43 38 71
Hans-Christian Heym

Thüringer Ministerium für Soziales und Gesundheit
99096 Erfurt, Werner-Seelenbinder-Str. 14
Tel.: (03 61) 42 89-2 71, Fax: (03 61) 42 89-2 89 oder -2 91
Winfried Funk

Arbeiterwohlfahrt Landesverband Thüringen e. V.
99084 Erfurt, Pfeiffersgasse 12
Tel.: (03 61 2 10 31-0, Fax: (03 61) 2 10 31-49
Susanne Dornaus

Blaues Kreuz in Deutschland (vormals AGAS) – Landesverband Thüringen
07318 Saalfeld, Darrtorstr. 11
Tel.: (0 36 71) 51 02 56 NL
Thomas Fischer

Caritasverband Thüringen e. V. – Bischöfliches Amt
99084 Erfurt, Wilhelm-Külz-Str. 33
Tel.: (03 61) 6 72 90, Fax: (03 61) 6 72 91 22
Friedhelm Krull

Deutscher Guttempler-Orden (I.O.G.T.)
– siehe Bayern

Deutsches Rotes Kreuz – Landesverband Thüringen e. V.
99096 Erfurt, Löberwallgraben 21
Tel.: (03 61) 2 34 33 + 2 34 34, Fax: (03 61) 2 44 49
Antje Rösner

Diakonisches Werk der Ev.-Luth. Kirche in Thüringen e. V. – Referat Suchtkrankenhilfe
99817 Eisenach, Karl-Marx-Str. 8
Tel.: (0 36 91) 20 36 11/12, Fax: (0 36 91) 7 53 28
Dorothee Morach

Fachverband Drogen und Rauschmittel e. V. (FDR) – Büro Weimar
99423 Weimar, Steubenstr. 23
Tel. & Fax: (0 36 43) 50 21 27
Dr. Uta Rook

Gesellschaft gegen Alkohol- und Drogengefahren e. V. (GAD) – Landesgruppe Thüringen
Landesfachkrankenhaus
98646 Hildburghausen, Eisfelder Str. 41
Tel.: (0 36 85) 77 60, Fax: (0 36 85) 77 69 40
Dr. med. Winfried Bertram

Landesarbeitsgemeinschaft Kinder- und Jugendschutz Thüringen e. V.
99086 Erfurt, Magdeburger Allee 82
Tel. & Fax: (03 61) 7 31 52 81
Peter Werner

Landesärztekammer Thüringen
07743 Jena, Stoystr. 2
Tel.: (0 36 41) 2 55 41, Fax: (0 36 41) 2 53 21

Landesverband Arbeit und Soziales in Thüringen e. V.
99084 Erfurt, Große Ackerhofsgasse 11/12
Tel. & Fax: 5 62 15 97
J. Jäger

Paritätischer Wohlfahrtsverband – Landesverband Thüringen e. V.
99086 Erfurt, Ammertalweg 29
Tel. & Fax: (03 61) 7 31 69 49
Sylvia Christoph

20 Glossar

Der Jargon in der Drogenszene hat die Aufgabe, verschlüsselt und zur Tarnung als Geheimsprache, von einer abgeschlossenen Gruppe angewandt, untereinander zu kommunizieren. Insbesondere haben sich viele Ausdrücke aus dem Amerikanischen als sog. Anglizismen im Drogenjargon niedergeschlagen. Hierbei ist das Droglossar einem ständigen Wechsel unterworfen, zumal die Szene, bei Bekanntwerden ihres Wortschatzes, sehr schnell mit neuen Bezeichnungen reagiert.

A-Bombe – Zigarette, die Marihuana resp. Haschisch und Heroin enthält
A-head – engl. für Amphetamin-Konsument
AA – Abk. für Anonyme Alkoholiker
AAA – Kennzeichnung für Heroin aus Hongkong
abdröhnen – durch Drogeneinnahme sich von der Umwelt fernhalten, von nichts mehr sehen, hören und fühlen wollen
Abdul Nasser – Jargon für eine stark wirkende Sorte von Haschisch
abfahren – 1. Beginn einer Drogenwirkung. 2. die Wirkung einer Droge genießen
abgreifen – polizeil. Ausdruck für Festnahme von Dealern oder Abhängigen
Abhängigkeit – Zustand mit periodischer oder kontinuierlicher Einnahme von Drogen wobei fehlender Nachschub zu Entzugssymptomen führt (siehe dort)
Abhängigkeitspotential – Maßzahl für die Eigenschaft eines Stoffes, Mißbrauch und Abhängigkeit zu begünstigen und Entzugssymptome auszulösen. Errechnet sich aus der Anzahl von Behandlungen wegen Suchtverhalten dividiert durch die Höhe der Exposition innerhalb der Bevölkerung.
ablöffeln – Abwiegen von Kokainpulver im Milieu
abspacen – abheben, sich wohl und euphorisch fühlen
Abstinenzsyndrom – Entzugserscheinungen, die sich beim Absetzen suchterzeugender Mittel einstellen. Es sind Gegenregulation des Organismus beim plötzlichen Entzug einer Droge
Abuscreen® – Radioimmunessay (RIA) von Hoffman-La Roche zur Bestimmung von Opiaten und Opioiden im Urin
Abusus – Mißbrauch von Pharmaka oder Genußmittel
Acapulco Gold – mexikanisches Marihuana, beste Qualitat aller bekannnter Sorten
Accupress™ – Schnelltestset der Fa. Thermedics Detection Inc. (MA, USA) zur Bestimmung von Opiaten und Kokain sowie seinen Metaboliten im Urin

Acid – engl. für LSD
Acid-Freak – LSD-Konsument
Acid-head – Säurekopf, jemand der gewohnt ist LSD zu nehmen
Acid-Party – Einnehmen von LSD in einer Gruppe
Acid-Rock – Form der Rockmusik der 60er u. 70er Jahre, die den Rausch mit LSD beschreibt und verherrlicht
ADC – Anti-Drug-Coalition; int. verzweigte priv. Organisation zur Drogenbekämpfung mit Filiale in München. Ziel ist die Aufdeckung von Verbindungen int. Drogenkartelle mit Banken sowie deren Kontrolle.
addiktiv – suchterzeugend
Affe – den Affen (im Rücken) haben, d.h. unter Abstinenzerscheinungen leiden
afterglow – engl. Nachglühen; stark verlängerter Rauschzustand
Afterhour – Party, die frühmorgens meist nach einer großen Tanzveranstaltung beginnt und bis zum Nachmittag oder Abend dauert.
age – Jargon für Heroin, abgleitet aus dem engl. phonetischen „H"
Aktion – Kauf und Verkauf illegaler Drogen
AL-Anon – Weltweit tätige Selbsthilfeorganisation für Angehörigen von Alkoholkranken
Alateen – Al-Anon-Teenager Group; Selbsthilfegruppe von Kindern und jugendlichen Angehörigen von Alkoholikern
Alkaloide – alkalisch reagierende stickstoffhaltige Stoffe, die in tropischen und subtropischen Pflanzen vorkommen mit ausgeprägter zentralnervöser-berauschender, stimulierender oder betäubender Wirkung (ca. 3000 !)
Alkohol – Aethanol, Äthylalkohol, nicht als Droge eingestuft, da es legal und gesellschaftlich geduldet wird. Es gehört zu den gefährlichsten Rauschmitteln überhaupt mit sowohl zentralerregender als auch zentraldämpfender Wirkung.
Alpha-Methyl-thiofentanyl – Designerdroge (AMTF) des wirkstarken Opioids Fentanyl, Wirkstärke ca. 600 mal der von Morphin
AMAF – Alpha-Methyl-acetyl-fentanyl; Designerdroge der Fentanylreihe 10mal so stark wie Morphin. Zum ersten Mal 1984 in Kalifornien aufgetaucht.
Ameisenhändler – Drogenhändler, Dealer der meist selbst abhängig ist und Drogen streckt, um seine Sucht selbt zu finanzieren
Ameisentransport – Schmuggel von Drogen mit vielen Personen
American Dream – amerik. Traum; Drogenmaß für die Menge Kokain die in einen langen Frauenfingernagel passt
Amme – Häftlingsausdruck für Amnestie
AMOC – Amsterdamer Ökonomisches Zentrum; in den Niederlanden tätige Drogenberatungs- und Lebenshilfe für deutsche Drogenabhängige
Amphet – Jargon für Amphetamin
Amphetamine – Synthetische Analoga des natürlich vorkommenden Ephedrins. Besitzen zentralerregende und euphorisierende Wirkung. Hemmen Hungergefühl (Synonym Anorextika) und beseitigen Müdigkeit (Weckamin, siehe dort). Längerer Konsum führt zur Abhängigkeit.

AMSEL – *Am*bulante Therapie und *Sel*bsthilfe; Forschungsprojekt in Frankfurt/M für Drogenabhängige
Amys – Ampullen mit Isoamylnitrit, als Schnüffelstoff mißbraucht, führt zu Rauschzuständen
ANACO – staatl. peruanisches Unternehmen für den kontrollierten Anbau von Coca
Anal-Bombe – Jargon für die Zäpfchenform von anal zugeführtem Heroin, um die Injektion zu umgehen.
Anden-Schnee – Jargon für Kokain
andrücken – anfixen, jemanden durch Zusprache zur Drogeneinnahme (Heroin) animieren (Schuß zum Nulltarif)
angegroovt – amerik. und eingedeutscht; unter Kokaineinfluß stehen
Angel dust – Jargon für PCP (Phencyclidin) einem stark wirkenden Halluzinogen (siehe dort)
angeturnt sein – (that turns me on) von Drogen berauscht, angeregt sein, sich gut fühlen
Anker-Tabletten – LSD-Tabletten mit einem Anker
anschaffen – prostituieren
Antidepressiva – antriebssteigernde, stimmungsaufhellende Psychopharmaka
Antifreeze – Antifrost; Jargon für Alkohol
Anxiolytika – angstlösende Pharmaka, Tranquilizer (siehe dort) mit typischen Vertretern aus der Reihe der Benzodiazepine.
Apotheken-O – Rohopium oder Opiumtinktur mit Apothekenqualität
Artillerie – Jargon für Spritzenbesteck
Ataraktika – griech. ataraxia = völlige Ruhe; Gruppenbezeichung für Psychopharmaka mit sedierenden, beruhigenden und zentral dämpfenden Eigenschaften
Ätsch – Jargon für Heroin (Synonym age, H)
Auffangdroge – Pharmakon, das die neg. Auswirkungen einer Droge mindert oder verhindert, meistens nach Heroin, Kokain oder Amphetamimen
Aufputschmittel – Umgangssprache für die Müdigkeit unterdrückende Pharmaka
Aufreißer – Dealer der neue Kunden wirbt
Augen auf Null stellen – an einer Überdosis versterben
ausflippen – Verlust der Bewußtseinslage und Selbstkontrolle durch Drogen
ausfreaken – ausflippen (siehe dort)
ausgeflippt – durch Halluzinogene geistig ausgebrannt sein
ausräumen – eine Wohnung auf den Kopf stellen, zerschlagen
austrocknen – die Zeit beim Alkoholiker vom Ende des Trinkens bis zum Einsetzen der Abstinenzsymptome

Baby-Fixer – drogenabhängige Kinder und Jugendliche
back-up – Einziehen von Blut bei intravenöser Injektion von Drogen um 1. die iv Lage zu garantieren und 2. Reste der Droge herauszuspülen. Cave: häufiger HIV-Infektionsweg

bad-trip – unangenehmer Rauschzustand mit „bösem" Erwachen (Angstzustände, Wahnvorstellungen) nach LSD (Synonym horror-trip)
Bag – Herointütchen meist 0.05 g, stark verschnitten
Bag-man – Drogenverkäufer, meist Heroin
Baking soda – Backsoda, Natriumhydrogencarbonat, Backnatron; zur Herstellung von Crack aus Kokain
Balkanroute – Transportwege von Heroin aus der Türkei über Bulgarien und dem ehemaligen Jugoslawien nach Deutschland
Bambinos – Jargon für Weckamine
Bambinos – Jargon für Weckamine, Aufputschmittel, Appetitzügler. Amphetaminhaltige oder amphetaminartig wirkende Pharmaka
Bambule – Jargon für Aufruhr, Krawall, Rabatz
Barbs – Jargon für Barbiturate
Base-hause – Haus in dem Crack hergestellt wird
Bazooka – Crack mit Verunreinigung durch Mangancarbonat, das im speziellen Aufbereitungsverfahren mit Permanganat und Soda zurückzuführen ist
BDB – Abk. für 1-(1,3-Benzodioxyl-5-yl)-2-butanamin, das Butyl-Analog von MDA (Methylendioxy-amphetamin), ein Entaktogen, Designerdroge in der Technoszene verbreitet
BDMPEA – Abk. für 4-Brom-2,5-dimethoxy-phenyl-ethyl-amin, Analog des DOM (Dimethoxy-methylamphetamin) und als Designerdroge in der Technoszene genutzt mit starker halluzinogener Wirkung
Belohnungssystem – im Nucleus accumbens des Mittelgehirns befindlicher Sitz eines hirneigenen Systems, das für die Vermittlung von Glücksgefühlen, Freude und Zufriedenheit zuständig ist.
Benzedrin® – Amphetamintabletten
Benzies – Jargon für Amphetamin-Tabletten
Benzylfentanyl – Precursor von illegal hergestelltem Fentanyl-Analoga (Designerdroge). Wird als alpha-methyl-fentanyl (AMF) gehandelt. 1/10 der Wirkpotenz von Morphin.
Berliner – ein aus mehreren Zigarettenpapieren gedrehter Riesenjoint
Berliner Tinktur (Tinke, Wasser) – Ersatz für Heroin; opiumhaltige Flüssigkeit (oder Morphinhydrochlorid) mit Essigsäure versetzt zur Wirkverstärkung und Wirkverlängerung (Synonyma Tinke, Heroin Nr 1, H-Tinktur)
Bernies – Jargon für Kokain
Beschaffungskriminalität – strafbare Handlungen zur Finanzierung des Drogenbedarfs sowie zur Beschaffung der Droge
Betäubungsmittel – Gesetzestechnischer Begriff der im BtMG (Betäubungsmittelgesetz) verwendet wird. Hierzu zählen Stoffe und Zubereitungen: 1. die eine Abhängigkeit hervorrufen können, 2. aus denen ein Betäubungsmittel hergestellt werden kann, 3. die mittelbar oder unmittelbar eine Gefährdung der Gesundheit verursachen
BFS – Beauftragter für Suchtprophylaxe, ein in Baden-Württemberg in jedem Stadt- und Landkreis zur Verfügung stehender Berater

Bienen – drogenabhängige Mädchen, Prostituierte die für einen Zuhälter (Dealer) anschaffen
Big boy – Jargon für Heroin
Big boys – Briefchen mit Heroin (USA)
Big man – Drogendealer
Big-D – amerik. Jargon für LSD
Billigtherapie – Abhängige die den Einsatz von Methadon im Rahmen der Erhaltungssubstitution beschreiben
bindle – Briefchen mit kleiner Menge Heroin
Binge – amerik. für einen rasch hintereinander folgender Kokainmißbrauch im großen Stil
Black-hasch – dunkler Haschisch der Opium enthält
black-out – 1. Kreislaufkollaps beim Entzug. 2. Alkoholvollrausch mit Bewußtseinsverlust
Blanco – spanisch für weißes Heroin
Blast – amerik. für Explosion, Bezeichnung für Beginn des Rauscheffektes (Synonyma hit, rush)
Blast party – Gruppe von Marihuana-Konsumenten
Blaue Götter – LSD-Pillen
Blaue Tränen – LSD-Tabletten
blond – schwaches, (blondes) Marihuana
Blotter – engl. für Löschpapier, in LSD-getauchtes Löschpapier, so groß wie eine Briefmarke
blow a stick – amerik. für eine Marihuana-Zigarette rauchen
blow a vein – erfolglos eine Vene zum Zwecke der Drogeninjektion punktieren
blow ones mind – engl. für stark angeturnt sein (siehe dort)
Blue Acid – blaue LSD Pillen
Blue vials (blaue Amphiolen) – LSD-Präparation
blue shit – hochwertiges Haschisch, meist aus Iran, Afghanistan, Nepal
Bobbel – Jargon für wasserdicht abgepakte Portion von Heroin in einen Fingerling. Wird vom Dealer im Mund transport und kann bei Razzien sofort verschluckt werden
Bodypacker – Drogenschmuggler der in Körperhöhlen (Vagina, Rektum, Magen, Darm) Drogen (Kokain, Heroin) in Fingerlinge, Präservative, Luftballons usw. transportiert
Bolivian Rock- hochwertiges Kokain aus Bolivien
bombed, to be – nach Drogengenuß auftretende Lethargie
bombs – Barbiturate
Bonnies Ranch – Jargon für den drogentherapeutischen Bereich der Karl-Bonhoeffer-Klinik in Berlin-Wittenau (früher Dalldorf)
Brauner Libanese – Haschisch mit brauner Farbe aus dem Libanon
Braunie – braunes Heroin
Brick (Ziegelstein) – Drogenmaß für ziegelartig gepresstes Marihuana von ca 1 kg

Brief, Briefchen – Drogenmaß für Heroin von ca. 50–150 mg in gefalteter Aluminium- oder Stanniolfolie
Briefkasten – Heroinversteck
brown dots – kleinen weiße Pillen mit baunen Pünktchen mit Halluzinogen, meist LSD
brown sugar – hellbraunes Heroin aus Asien
Brownies – 1. Synonym für pepp-pills (Weckamine). 2. Kekse mit Haschisch
BtMG – Betäubungsmittelgesetz. Es beinhaltet alle Pharmaka, dessen Erwerb, Besitz, Abgabe, Einfuhr oder Handel gesetzlich verboten ist.
BtMVV – Betäubungsmittelverschreibungsverordnung, die das Verschreiben von Betäubungsmitteln regelt
Bull horror – paranoide Zustand des Kokainusers, der sich von der Polizei verfolgt fühlt
Bummer – 1. LSD-Rausch mit Zwangsvorstellungen, schlechterTrip (Synonym horror trip). 2. neg. Nachwirkungen von Halluzinogenen
Bunker – Drogenversteck
bunkern – Drogen in ein Versteck einlagern und horten
Buprenorphin – N-cyclopropylmethyl-7-alpha-(1-[5]-1-hydroxy-1,2,3-trimethylpropyl)-6,14-endoethano-6,7,8,14-tetrahydronororipavin (Temgesic®), ein lang wirkendes Analgetikum (6–8 h) wird in der Tumorschmerztherapie verwendet, hat eine analgetische Stärke 40 mal der von Morphin, eine antagonistische Stärke ca. 2,5 mal der von Naloxon (siehe dort). Wird versuchsweise in der Substitutionstherapie von Opiatabhängigen mit gutem Erfolg in den USA eingesetzt. Erste klinische Studien bei Alkoholabhängigen laufen ebenfalls
burned, to be – beim Deal betrogen worden zu sein
Burnies – Marihuanazigaretten
Bust – amerik. für für Verhaftung, Festnahme
BVEK – Bundesverband der Elternkreise drogengefährdeter und drogenabhängiger Jugendlicher e.V. in Hamm, Dachverband der Selbsthilfegruppen
BVNDD – Bureau of Narcotics and Dangerous Drugs – Behörde der USA gegen den illegalen Handel mit Drogen

C & H – Mischung aus Kokain und Heroin (Synonym Speedball)
Cadillac – Ausdruck in Deutschland für Ecstasy, ähnlich wie „Adam" und „XTC" in den USA, sowie „Presence" und „Clearity" in England
Cake – 1. Jargon für Kokain 2. ungebrochenes Crack
Camoke – selbsthergestellte Pfeife zum Rauchen von Crack oder Kokain
Cannabinoide – Sammelbezeichnung für alle aus dem Cannabisharz isolierten chemischen Verbindungen, die je nach Standort der Pflanzen und Reifungsgrad auch einen unterschiedlichen Gehalt an Cannabis haben
Cannabis – Nach Alkohol die am weitesten verbreitete Rauschdroge. Befindet sich in der weiblichen Hanfpflanze. Die halluzinogenen Eigenschaften sind dem Tetrahydrocannabinol (THC) zuzuordnen.
Cannabis-Öl – Hasch-Öl, grün-schwarzesterähnliches Konzentrat, hergestellt

durch Wasserextraktion oder mit Hilfe organischer Lösungsmittel aus dem Marihuana
Cap – Kapsel die Drogen enthält(speziell für LSD)
Carfentanyl – Designerdroge aus der Gruppe der Fentanylanaloga. 2000mal so stark wie Morphin. Wird in der Veterinärmedizin zur Immobilisierung von Großtieren eingesetzt (Fa. Janssen-Cilag)
CDS – Canada Drug Strategy, staatlicher kanadischer Drogenbekämpfungsplan
CELAD – Ausschuß zur Koordination der Rauschgiftbekämpfung aller EG Staaten
Chalk – Jargon für Kokain
Champagnerdroge – Ausdruck für Kokain während der Kokainwelle in den 20er Jahren, da es ähnlich wie Champagner von den Wohlhabenden konsumiert wurde und den Magen anregt
Charge – Ladung, Doss einer Droge für einen starken Rausch
Charleys Tante – Kokain
Charly(ie) – amerik. Jargon und Deckname für Kokain
Chicago grün – Marihuana von grüner Farbe mit langsam einsetzender Wirkung
Chillum – Haschisch-Pfeifchen aus Ton oder Metall
China White – Designerdroge (AMF = alpha-Methylfentanyl) des wirkstarken Opioids Fentanyl. Wurde 1970 zum Doping von Rennpferden eingesetzt. Wirkstärke 900mal der von Morphin. Seit 1979 in der kalif. Szene bekannt, auch als Mexican brown bekannt, da die durch Streckung zugesetzten Milchzucker beim Erhitzen karamelisieren.
Chinese Connection – Organisierter Schmuggel von Heroin aus dem Goldenen Dreieck über Hongkong in die USA
Christian – Jargon für Methamphetamin
Chunk – haselnußgroßes Crack-Stück
Clean sein – sauber sein, 1. nicht mehr unter Drogeneinfluß stehen. 2. Nicht mehr abhängig sein, d. h. keine Droge mehr nach dem Entzug nehmen
Clearing-Stelle – Einrichtung in der Szene in der Straßendrogen auf Reinheit überprüft und auf Streckmittel untersucht werden können
Cloud 9 – Wolke 9; im alkoholische Rausch sein (in Wolke 9 schweben)
Coca – 1. kolumbianisch für Schale. 2. Coca-Paste
Cocablatt – lanzettförmiges, dunkelgrünes ca. 6 cm langes Blatt
Coca-Cola – Um die Jahrhundertwende von JS Pemberton in den USA auf den Markt gebrachter Softdrink mit Extrakten aus Coca- und Cola-Blättern. Ab 1903 nur noch (?) Cola-Extraxt.
Coca-mate – Tee aus Kokainblätteraufguß
Coca-Paste – Zwischenprodukt in der Kokainherstellung. Der nach Zerstampfen der Cocablätter eingedickte Brei
Cocatee – Aufguß von Cocablättern, enthält 0,02 ‰ Kokain
Coca-Wein – 1865 vom Italiener A. Marini auf den Markt gebrachter Wein mit Kokainzusatz (Vin Tonique Marini). Von Papst Leo XII. mit einer Goldmedaille ausgezeichnet!

Cocain – 1. Lokalanästhetikum in der HNO. 2. Droge aus dem Strauch der Gattung Erythroxyleum, einem Methylester des Benzol-Ekgonins.
Cocain-Bilder – Methode zum Schmuggeln von Kokain, wobei Coca-Paste in wasserlösliche Farben gemischt, zum Malen von Bildern verwendet wird, die dann in das Land eingeschmuggelt werden. Dort Rückgewinnung als Coca-Paste, Kokain-Hydrochlorid oder Crack.
Cocain-Briefchen – Maßeinheit für 1 g Kokain, meistens gestreckt, so daß nur noch 25% Wirkstoff vorhanden ist
Cocainapplikation – 1. Nase, Schnupfen, Schniefen. 2. Schleimhäute der Harnröhre, Zahnfleisch, Genitalien. 3. Trinken im Wein, Bier, Sekt, Wasser. 4. Rauchen als Zigarette, oder Coca-Paste. 5. Essen als Kokainkonfekt
Cocainextraktion – dem Gemisch von Kerosin und Cocablättern wird Wasser und verdünnte Schwefelsäure zugegeben, damit die Cocaalkaloide als Salze aus dem Kerosin in die wäßrige Phase übergehen. Das überstehende Kerosin wird abgegossen und das Wasser mit den darin enthaltenden Alkaloiden wird durch den Zusatz von Ammoniak basisch gemacht. Hierdurch präzipitieren weißen Flocken, das Präzipitat, welches aus Kokainsulfat besteht.
Cocainisation – topische endo-pharyngo-tracheale Applikation von Kokain zur blinden nasotrachealen Intubation nach Sir Ivan Magill (1888–1986)
Cocainismus – Vorkriegsbezeichnung für Kokainsucht, Kokainabhängigkeit
Cocainkäfer – Halluzinationen in Form von Käfern nach Kokaineinnahme (der Kokainkäfer kommt angekrochen)
Cocainkartelle – alte Schieberfamilien (Cali, Medellin) die den Vertrieb von Kokain von Kolumbien in andere Länder organisieren.
Cocainkater – Synonym für post-coke-blues (siehe dort)
Cocainlöffelchen – kleiner Löffel, mit dem die zum Rausch benötigte Dosis von 50 mg aus dem Vorrat entnommen wird
Cocainmetabolite – Abbauprodukte des Kokains wie z.B. Ekogonin, Norcocain, Norbenzoylekogonin
Cocainpaste – Präzipitat aus weißen Kokainsulfatflocken nach Zugabe von Ammoniak in das Kerosin-Cocablattgemisch
Cocainpsychose – schon von Freud beschriebene, akute Kokainintoxikation mit paranoiden Halluzinationen (Schlangen, Stimmen hören, Kokainwanzen usw.)
Cocainrauchen – aufgrund der schnellen Kinetik (Lipophilie) gelangt Kokain über die Lungen in die Blutbahn und von dort in das Gehirn.
Cocainschnupfen – nach dem 1. Weltkrieg aufkommende Modeerscheinung Kokain zu schnupfen. In der Neuzeit Modedroge der Schikeria
Cocainsynonyma – Koks, Charley, C, Blow, White Stuff, Schnee, Happy Dust, Lady, Crack
Cocktail – Mixtur aus Kokain und Heroin (s. auch „C&H“ und „Speedball“)
Cocktail explosive – Mischung aus Benzodiazepinen mit Alkohol
Codein – Methyl-Morphin, es wird im Organismus zu Morphin metabolisiert. Gute antitussive, bei sehr geringer analgetischer und euphorisierender Wirkung. Es

hat nur 1/10 der Wirkung von Morphin. Fixer trinken deswegen flaschenweise codeinhaltige Hustensäfte. Seit 1979 dem BtM-Gesetz unterstellt.

Coffeeshop – niederländ. Bezeichnung für Cafes in denen Cannabis-Drogen verkauft und auch konsumiert werden dürfen (z. B. das „Bulldog" in Amsterdam)

Coke – amerik. Jargon für Kokain

Coketail – vom Coktail abgeleitete Bezeichnung für Alkohol mit Kokain versetzt

Cokey – Kokainabhängiger

Columbian flake – kolumb. Flocke; hochwertiges Kokain

come down – Nachlassen der Drogenwirkung

Connection – Quelle, Person oder Gruppe von der große Drogenmengen bezogen werden können

Cooker – amerik. für Kocher; Teelöffel oder Becher zum Erhitzen des Wasser-Heroin-Gemisches vor der Injektion (Synonym Fixerlöffel)

cool – vertrauenwürdig

Cop – amerik. für Bulle, Polizist

Coquero – südamerk.; Personen die Cocablätter kauen

Cord turkey – amerik. für „kalter Truthahn"; steht 1. für den sog. kalten Entzug nach Opiaten. 2. für Drogenentzug jeglicher Art

Corinne – Jargon für Kokain

Cowboy – unabhängiger Dealer

Crack – freie Kokainbase die durch Aufbacken aus dem Kokainhydrochlorid (freebase) geraucht werden kann und deren Kristalle beim Erhitzen zerplatzen (knistern). Da es schneller in das Gehirn eindringt (gute Blut-Hirngängigkeit) ist die enthemmende und euphorisierende Wirkung noch stärker als die von Kokain.

Crack-Cocain – Synonym für Crack

Crack-House – Lokal, Wohnung, wo Crack angeboten und geraucht wird

Crank – amerik. Jargon für Amphetamin

Crash – 1. Gelegenheitsschlafplatz 2. abrupter Abruch von Drogenkonsum

Croak – Mischung von Methamphetamin und Kokain

Crutch – amerik. für Krücke; Halter für Marihuana Zigarette

Cuban-Kolumbian-Connectian – von Kuba und Kulumbien aus organisierter Schmuggel von Drogen in die USA

Cut – der Schnitt im Sinne von Gewinn

cut – verschneiden von z. B. Heroin mit Milchzucker, Marihuana mit Oreganum respektive Kokain mit Phenylnephrin oder Lokalanästhetika

Cutting – das Verschneiden von Kokain, Heroin mit Zucker, Puder, Amphetamin, Lokalanästhetika, Strychnin etc. zum Zwecke der Streckung mit Gewinnmaximierung

Cyprenorphin – N-cyclopropyl-methyl-7,8-dihydro-7alpha-(1-hydroxy-1methylethyl-O-mthyl-6,14-endoethenonormorphine, ein Thebainderivat mit antagonistischer Wirkung (ca. 2 mal Naloxon). In der Verinärmedizin zur Umkehr der Wirkung von Etorphin eingesetzt (Fa. Reckitt & Colman, Code M 258).

DA – amerik. für drug addict, Drogensüchtiger
Dachauer Grün – Marihuana Sorte
Dama blanca – Kokain
Dance Drugs – Drogen, die zum Tanzen konsumiert werden wie MDMA, MDA, MDE, Amphetamine, LSD.
Daytop-Methode – Gruppentherapie zur Unterstützung therapiewilliger Abhängiger, wobei auf dem Gruppengefühl basierend, soziale Bindungen aufgebaut werden, um von der Droge loszukommen.
DBS – Detektei in Hamburg, die untergetauchte Jugendliche in der Drogenszene sucht
DD – Designerdrogen
DEA – Drug Enforcement Administration, Anti-Drogen Behörde mit konspirativen Mitteln arbeitende Behörde in den USA zur Bekämpfung des Drogenhandels.
Deal – Drogengeschäft beliebiger Art
dealen – mit Drogen handeln
Dealer – Drogenhändler je nach Droge unterteilt in C-Dealer (Kokain), H-Dealer (Heroin), O-Dealer (Opium)
deck – 1. kleine Prise Kokain. 2. Bündel von Tütchen mit Drogen
Dehydration – Austrocknung des Körpers durch Überhitzung bei Techno-Veranstaltung durch Tanzmarathon.
Delight-giver – amerik. für Freudenspender durch Cannabis
Depersonalisation – Persönlichkeitsverlust als Endergebnis langfristigen Halluzinogenkonsums
Depravation – Suchttypische Wesensveränderung mit Verfall aller Wertvorstellungen, fortschreitendem Verlust der Kritik- und Urteilsfähigkeit (Entkernung der Persönlichkeit)
Designerdrogen – Synthetische Drogen der 2. Generation bei denen das Grundmuster einer Substanz gezielt verändert wurde (design = gestalten), um zu immer potenteren Suchtstoffen zu kommen und um gesetzliche Bestimmungen zu umgehen.
DET – N,N-Diäthyl-Tryptamin; synthetisches Halluzinogen, das weder physisch noch psychisch abhängig macht, aber bei häufiger Einnahme zu Psychosenbildung, Depressivität und blinden Aggressionen führt
Deutsche Cannabis-Reformgesellschaft – eine private Organisation, die seit 1974 für die Legalisierung von Marihuana eintritt.
dicht sein – voll mit der Droge abgefüllt
Dillies – Jargon für Opiate/Opioide
dime bag – Portion einer Droge (meist Heroin oder Marihuana) im Wert von 10 US$
Diprenorphin – N-cyclopropylmethyl-4,5-epoxy-6,14-endoethano-3-hydroxy-7-alpha-(1-hydroxy-1-methylethyl)6-methoxymorhinane, ein Opiatantagonist mit geringer analgetischer Wirkung. Wird in der Veterinärmedizin zur Wirkumkehr der bei der Großwildjagd mit Etorphin (siehe dort) betäubten Tiere eingesetzt (Revivon®, Fa. Reckitt & Colman)

DMT – N,N-Dimethyl-Tryptamin gehört zu den häufigsten konsumierten Halluzinogenen. Die Rauschwirkung setzt nach 3-5 Minuten ein und dauert bis zu 30 Minuten.
DND – Division of Narcotic Drugs, Suchtmittelabteilung des UN-Generalsekretariats mit Sitz in Wien
DOB – Brom-methoxy-amphetamin, eine Designerdroge mit halluzinogener Wirkung
DOET – 2,5-Dimethoxy-4-ethyl-amphetamin, eine Designerdroge mit halluzinogner Wirkung
DOM – 2,5-Dimethoxy-4-methyl-amphetamin; von der Fa. Dow Chemicals 1967 auf den Markt gebrachtes Halluzinogen. 100 mg verursachen einen halluzinogenen Rausch, der bis zu 75 Stunden anhält und in Horror-Trips münden kann.
Domino-Theorie – ausgehend von einer weichen Droge ist der nächste Schritt eine härtere Droge. Beginn einer Drogenkarriere
Dopamin – Neurotransmitter, an der Übertragung von Nervenimpulsen beteiligt
Dope – 1. Jargon allgemein für Stoff. 2. Heroin. 3. Haschisch (USA). 4. Bezeichnung für Methadon als „billiges dope“
Dope peddler – Drogenhändler
Down – übellaunig, bei schlechter Stimmung, drogenverkatert sein
down sein – unter Entzugssymptomen leiden
Down trip – schlechte Erfahrung mit einer Droge
Downer – Beruhigungsmittel und Tranquilizer die eingenommen werden, um z.B. die aufputschende Wirkung des Heroins zu mildern und um das Einschlafen zu ermöglichen
Drachen – Markenzeichen für einen Barren Opium
Drachen, den Schwanz des Drachen jagen – Inhalieren einer erhitzten Mischung von Heroin und Barbituraten
Drag – einen tiefen Zug (Inhalieren) am joint (Maruihuana) machen bevor er weitergegeben wird
Dragons Dream – sehr reines und damit potentes Heroin aus Südostasien
drauf sein, wieder – erneut abhängig werden
Dreamer – Jargon für Morphin
Droga di Stata – ital. Staatsdroge; Versuch der ital. Regierung, Heroin auf Krankenschein abzugeben, um so den Markt auszutrocknen
Droge – jede Substanz, die in der Lage ist, eine oder mehrere Funktionen im Körper zu verändern. Im Vordergrund stehen die zentralnervösen Wirkungen
Drogenattache – Auslandsvertretungen der USA zur Drogenfahndung mit Diplomatenstatus
Drogenfolgekriminalität – Straftaten, die aufgrund des Drogenrausches und der Enthemmung begangen wurden
Drogenhilfe 80 – 1979 in Fft/M. gegründetete private Organisation zur Bekämpfung der Drogenabhängigkeit
Drogenkarriere – systematische Anhängigkeitsentwicklung von weichen zu immer

härteren Drogen (Haschisch → Halluzinogene → Weckamine → Barbiturate → Opiate) durchschnittliche Dauer 5–10 Jahre
Drogenknast – Abteilung in Jugendvollzugsanstalten für straffällige Abhängige
Drogenmißbrauch – eine medizinisch nicht notwendige Einnahme von Arzneimitteln, die zur Gewohnheit wird
Drogenschule – Nachsorgeeinrichtung des Vereins „Jugendberatung und Jugendhilfe“ für jugendliche Drogenabhängige in Fft/M.
Drogies – Drogenabhängige
Dröhnen – Fachjargon für sich eine Droge einverleiben
Dröhnen – Rauschwirkung einer Droge (alles was dröhnt wird genommen und H dröhnt am besten)
Drop out – ein aus der bürgerlichen Gesellschaft Herausfallender, ein Ausgeschiedener sein
Druck – Jargon für Schuß oder Injektion meistens mit Heroin
Drücken – Jargon für intravenös injizieren
drücken – Drogeninjektion
Druggie – erfahrener Drogenkonsument
drunk farm – Einrichtung zur Engiftung von Alkoholikern
dummy – wirkungschwache Droge
dunkelblauer Pakistani – starke Haschischsorte aus dem Iran
Dust – Jargon für 1. PCP und 2. Kokain
Dynamit – 1. Droge von ausgezeichneter Qualität. 2. Kombination von Kokain und Heroin (siehe auch C & H, Speedball)
dynamite, its – Bezeichng. für hohen Drogengenuß mit Haschisch

E – Szenenjargon für Tabletten mit der Aufschrift „EVA“; enthalten MDMA (Ecstasy). Die Aufschrift vermittelt den Eindruck, daß die Tablette MDE (Analog von MDMA) enthält. Wird für 12–35 Mark gehandelt.
E-Film – unter Ecstasy-Einfluß stehend
Echo(s) – 1. Halluzinationen nach Drogen. 2. Synonym für Flash-back
Echo-Rausch – Synonym für flash-back
Ecstasy, XTC, E, Adam – Der am weitesten verbreitete synthetisch hergestellte Amphetaminabkömmling mit der chemischen Bezeichnung MDMA (= 3,4-Methylendioxy-N-Methylamphetamin) 1913 von der Fa. Merk synthetisiert und als Appetitzügler eingesetzt. Wirkt hauptsächlich auf die Psyche, vermittelt das Gefühl von Harmonie und Zärtlichkeit. Steigert Bewußtsein, Antrieb und Wahrnehmung
Ecstasysynonyma – MDMA, Adam, E, XTC, Cadillac
Edelhasch – hochwertiges, viel Cannabis enthaltendes Hasch der Sorten Schwarzer Afghane, Roter Libanese, Grüner Marokkaner
Edelabhängigkeit – Abhängige von sog. sauberen Tabletten, die sozial unauffällig und angepaßt leben und ihre Abhängigkeit zu verbergen verstehen. An der Spitze stehen Tranquilizer, gefolgt von Analgetika und Anorextika mit stimulierender Wirkung
einpfeifen – sich Heroin injizieren

Einstandscocktail – Likör der Tranquilizer enthält, um den Wunsch zur Einnahme stärker wirkender Drogen hervorzurufen
Einstiegsdroge – Vorstellung, daß der Konsument mit einer milden illegalen Droge (z.B. Haschisch) beginnt und dann automatisch auf einen stärkere (z.B. Heroin) übergeht. Ist jedoch von der Logik und von der Pharmakologie nicht haltbar, da die typischen Einstiegsdrogen die legalen Drogen Alkohol und Nikotin sind
Einstiegsschuß – Erstinjektion von Heroin
einwerfen – Synonym einschmeißen, d.h. zu sich nehmen
eiserne Klammer – Heroinabhängigkeit
Ekgonin – Teil des Grundgerüstes und Metabolit von Kokain
Ekstase – LSD-Rausch
El Padrino – Bezeichnung für Pablo Escobar, ehem. Chef des Kokainkartells in Kolumbien
Elephant – Jargon für PCP (siehe dort)
Elephantentranquilizer – Jargon für PCP
EMIT® – Warenname für semiquantitatives Enzymimmunoessay (Enzyme Multiplied Immunoessay Technique) zu Nachweis von Arzneimitteln und Drogen im Urin (Fa Syva, USA)
Empathogene – die eigenen Empfindungen steigernde Stoffe (siehe Entaktogene)
ENACO – staatl. peruanische Cocagesellschaft, die legal Cocablätter zur industriellen Aufarbeitung (Coca Cola) verkauft. Erst vom Hersteller wird das Alkaloid Kokain extrahiert.
Encounter-Gruppen – Therapieprogramm der Phoenix-House Stiftung in New York zur Entwöhnung von Heroinabhängigen durch Ehemalige
Engelstaub – Jargon für PCP
Entaktogene – griech.-lat. „nach Innen gerichtet“ (Synonym Empathogen). Greifen in die Steuerung des psychoaffektiven Verhaltens und der Emotionalität ein, führen zu einer höhen Kommunikation- und Kontaktbereitschaft, geben das Gefühl mit der Welt im Gleichgewicht zu sein und sind verbunden mit einem „inneren Frieden“ sowie ein „in-sich-Hineinversenken“. In der Psychotherapie eingesetzt, hierzu zählen MDA, MDE und MDMA (siehe dort) die in der Technoszene als Designerdrogen Verwendung finden.
Entgiftung – Eine im Rahmen des Entzugs wichtige Maßnahme (sive Detoxikation), die ambulant oder stationär die toxischen Substanzen im Körper neutralisiert bzw. blockiert. Hieran schließt sich die Entwöhnung an (siehe dort)
Entgiftung machen – ein unter ärztlicher Aufsicht durchgeführter Entzug
Entwöhnung – Ambulante oder stationäre Maßnahmen, die den psychischen Mißbrauch und die Abhängigkeit von einer Droge bekämpfen
Entzug haben – unter Abstinenzerscheinungen leiden
Entzug schieben – unter Entzugserscheinungen leiden
Entzugssymptome – meistens mit Schmerzen verbundene Angst, Unruhe und paranoide Symptomatik nach langdauernder Einnahme von Drogen im Sinne eines rebound-Effektes
Ephedrin – Amphetaminähnliche Substanz, die zum Zwecke der Verstärkung auf-

putschender Wirkung dem Ecstasy beigemischt ist. Zahlreiche Husten-, Asthma- und Grippemittel enthalten das leicht aufputschende Pharmakon, das in der Drogenszene in hohen Dosen auch als Ersatz genommen wird

Erkennungsdienst Rauschgift – seit 1979 überregionale polizeiliche Einrichtung zur Bekämpfung des Drogenmißbrauchs

Esset trip – LSD-Trip

Etorphin – 7,8-dihydro-7alpha-[1(R)-hydroxy-1-methylbutyl] -O-methyl-6,14-endoethenomorphin, ein wirkstarkes Analgetikum (ca. 1000 mal Morphin, Fa. Reckitt & Colman, Code M 99) aus der Thebain-Gruppe, mit starkem Sucht-und Abhängigkeitspotential, wird praktisch nur in der Veterinärmedizin (in Kombination mit dem Neuroleptikum Azepromazine als Immobilon®) zur Großwildbetäubung (Rhinozeros, Elephant, Giraffe) eingesetzt, wobei Dosen von 1 µg/kg ausreichend sind.

EURAD – europäische Organisation von Eltern drogenabhängiger Jugendlicher mit Untergruppen in Deutschland, Dänemark, Finnland, Großbritannien, Irland, Island, Norwegen und der Schweiz

Eva – Jargon für MDE (siehe dort)

Eve – anderer Name für die Designerdroge MDE

Ex-addict – Entgiftete und entwöhnte ehemalige Abhängige

Explodieren – wegen Drogenbesitz verhaftet werden

Explosivzusatz – Beigabe von Strychnin in eine Droge

Eye opener – amerik. für Augenöffner; Weckamin auf Amphetaminbasis. 2. der Morgentrunk des Alkoholikers zur Minderung von Entzugserscheinungen

FA – „Families Anonymos“ in Analogie zu den für Alkoholiker bestehenden anonymen Alkoholikern (AA)

Fabrik – Fachjargon eines Untergrundlabors für die Herstellung von Designerdrogen

Fag – amerik. für Zigarette

Fahrkarte – Träger für LSD wie Würfelzucker, Löschpapier, Tabletten

Fanconi-Syndrom – renal tubuläre Nekrose als Spätfolge einer chron. Exposition von Toluol beim Sniffen

Fat joint – ein dicker und langer Joint

FD 64 – Fachdirektion 64; Rauschgiftderzernat der Hamburger Kriminalpolizei

Fentanyl – N-phenyl-N-[1-(2-phenylethyl)-4-piperidinyl]propanamid, ein stark wirkendes Analgetikum (200–300 mal Morphin) in der Anästhesie gebräuchlich (Fentanyl Janssen®), vom Opiatabhängigen wegen der kurzen Wirkdauer nicht geschätzt, wird jedoch bei akuter Abstinenzsymptomatik, wenn nichts anderes vorhanden, eingesetzt. Ist neuerdings in Form des Fentanyl-Pflasters (Fentanyl TTS, Durogesic®) zur Tumorschmerztherapie im Einsatz. Es existieren Plaster mit verschieden Fentanylkonzentrationen (2,5–10 mg !), so daß nach der Pflasterentfernung sich noch große Restmengen im Reservoir befinden können. Ausgangsprodukt vieler Fentanylanaloga in Form von Designerdrogen (siehe dort). Früher zum Doping der Rennpferde benutzt

Ferientabletten – Amphetamintabletten
filthy weed – schmutziges Marihuana, mit Zusätzen zum Zwecke der Streckung versehen
Filtrat – Reste von extrahiertem Rohopium
Filz – LSD-Trip mit einem briefmarkengroßem Stück Lösch- oder Fließpapier
Finger – mit harten Drogen gefüllte Präservative, die zum Zwecke des Schmuggelns in Leibeshöhlen versteckt oder geschluckt werden (finger smuggling)
Fisch – Code für eine Lieferung Heroin
Fix – die zu injizierende Opiat- oder Heroindosis
fixen – Kokain oder Heroin intravenös applizieren
Fixer – Kokain- oder Heroinabhängiger
Fixerbesteck – Injektionsspritze, Löffel, Gummiband
Fixerperiode – Zeitdauer der Drogenkarriere
Flake – engl. Flocke. Deckname für Kokain
Flakes – engl. Bezeichnung für das gelbliche peruanische respektive bolivianische Kokain
Flaky – Fläschchen für Kokain
Flasch – plötzliches Einsetzen einer Drogenwirkung unmittelbar nach der Injektion (Synonyma Kick, Hit)
Flash back – Echoeffekte; erneutes Wiederauftreten von Halluzinationen nachdem die eigentliche Wirkung schon einige Zeit abgeklungen war und ohne, daß eine Droge eingenommen wurde. Insbesondere nach LSD und PCP beobachtet, wobei die Depots im Fettgewebe durch vermehrte Ausschwemmung wieder aktiviert werden (körperliche Betätigung) aber auch durch Aktivierung von Assoziationen mit ehemaligen Erfahrungen (Musik, Gerüche). Der Nachhall kann noch nach Wochen und/oder Monaten eintreten.
Flash – engl. Blitz für die nach Drogeninjektion eintretende Lustwelle
flea powder – eine sehr schwache Droge (Synonym Flohpulver)
Flight deck – engl. Flugdeck, für die Abteilg. in der Psychiatrie, in der sich Abhängige mit Ausfallserscheinungen befinden
Fluctin® – Warennahme des Wirkstoffes Fluoxetin. Als Glückspille in Amerika mit Mega-Markterfolg. Es hemmt selektiv die Rückführung des in den synaptischen Spalt ausgeschütteten Serotonins. Beeinflußt Angst, Zwangsstörungen und chronische Schmerzsyndrome. Weitere Wirkstoffe, die als selektive Serotonin-Wiederaufnahme-Hemmer gelten sind Fluvoxamin (Fevarin®) und Paroxetin (Seroxat®)
Flügel geben – jemanden im Gebrauch von Heroin unterrichten
Foliae cocae – Apothekenbezeichnung für die Blätter des Cocastrauches
Freak – gewohnheitsmäßiger Konsument einer Droge
freak out, to – etwas völlig verrücktes tun (Synonym ausfreaken)
Freak-Rock – der Tanz im LSD-Rausch
Free basing – Überfuhren des Cocainhydrochlorids in die freie Base mit Hilfe der Etherwaschmethode oder mit Natriumbicarbonat
free clinic – Klinikeinrichtung für die kostenlose Therapie Abhängiger

Freebase-(Speed) Amphetamin – Fachausdruck für das mit Backpulver aufgebackene und damit rauchbare Speed (Synonym Ice, Glass, siehe dort)
Freebase-Cocain – „Crack“, „Stone“, „Roxanne“; Fachausdruck für das mit Backpulver aufgebackene und damit rauchbare Cocainhydrochlorid (Synonym Etherwaschmethode)
Freebase-Rocks – alte Bezeichnung für Crack (siehe dort)
French Connection – Schmuggel und Verteilerorganisation in Marseille und Umgebung aus den 60er Jahren mit eigenen Heroin-Laboratorien – wurde 1972 zerschlagen
Frisco circle – Alkoholikertreff, wo die Flasche kreist
Frisco Speed – Mischung von Kokain und LSD in kalifornischen Drogenkreisen
Frisko speed-ball – Gemisch aus Heroin, Kokain und LSD
Frisky powder – Jargon für Kokain
Frontline® – Sticks der Fa. Boehringer Mannheim GmbH zur Bestimmung von Kokain, Opiaten, Benzodiazepinen, Amphetaminen und Cannabis im Urin
Fugger-Päckchen – Drogenmaß für 1 Brief mit ca. 50 mg
Fuselkopp – Penner der auf Alkohol steht

Garbage – engl. Müll, Abfall; steht für sehr schwache Drogen
Gelber Libanese – Haschisch mittlerer Qualität und gelblicher Färbung aus dem Libanon
Genußmittel – Hierzu gehören sowohl alle Cola- und Koffeingetränke, als auch Tabak und Alkohol. Alkohol zählt zu den härtesten Drogen der Welt.
GER – „gemeinsame Ermittlungsgruppe“; in Berlin und den anderen Bundesländern arbeitende Drogenfahndung
German Gang – Deutscher Schmuggelring in Australien, der Haschisch aus Indien lieferte
Geronimo – Alkoholika in denen Barbiturate aufgelöst sind (Synonym KO-Tropfen)
Gerta – Jargon für Marihuana
GFGR – „gemeinsame Fahndungsgruppe Rauschgift“; aus Polizei und Zoll
Gifties – Drogenabhängige
giftiger Schnee – Jargon (Peru) für Kokain
Gilb – Jargon für Drogenikterus
GINKO – Koordinationstelle für Suchtprophylaxe des Landes Nordrhein/Westfalen in Mülheim/Ruhr
Glass – Synonyma Super speed, Freebase Speed, Ice; durch Aufbacken rauchbar gemachtes und damit potenziert wirkendes Amphetamin.
Glue-head – Lösungsmittelabhängiger (siehe auch sniffing)
Gold leaf – „Goldblatt“, hochwertiges Marihuana aus Acapulco (Synonym Acapulco Gold)
Goldener Halbmond – Anbaugebiet für Schlafmohn zwischen dem nördlichen Irak und mittleren Iran. Operationgebiet der Kurdish Connection.
Goldener Libanese – Hochwertiges Haschisch aus dem Libanon

Goldener Schuß – 1. Überdosis Heroin mit letalem Ausgang aus suizidaler Absicht. 2. Versehentliche Injektion von stärkerem Heroin. 3. Injektion von Heroin mit Strychnin versetzt. 4. Strafmaßnahme gegen Verräter und eingeschleuste V-Männer.
goldener Engelsstaub – Jargon für PCP
Goldenes Dreieck – weltgrößtes deltaförmiges Mohnanbaugebiet zwischen Thailand, Burma und Laos zur Produktion von Rohopium.
Goldstaub – Jargon für weißes Heroin oder Kokain
Gong – Jargon für Opiumpfeife
Gong beater – Opiumraucher
graduate – Übergang zum Konsum härterer Drogen
Grasgarten – Jargon für Haschischanpflanzung
Grass – Jargon für Marihuana oder Haschisch
Green Stuff – „grüner Stoff", pulverisiertes Haschisch
Greeters – Jargon für Marihuanazigaretten
Grenze, 30 Gramm – in den Niederlanden wurde früher der Besitz bis zu 30 g Haschisch nicht strafrechtlich verfolgt. Heutzutage ist bis zu 30 g Cannabis frei.
Greta – Jargon für Marihuana
Griefo – Jargon für Marihuana
große Tüte – kegelförmiger großer Haschischjoint
großes Ticket – Code für 9 mm Pistole
Grüne Freude – Marihuanazigarette
Grüner Türke – Haschischsorte aus der Türkei
Grünes Gold – Jargon für Cocastrauch und/oder Cocablätter
GSG 9 Tegel – Eine in der Berliner Justizvollzugsanstalt arbeitende Spezialeinheit die den Drogenhandel innhalb der Anstalt unterbinden sollte.
Guide – Führer, ein erfahrener Drogenabhängiger, der den LSD-Trip leitet
gunpowder – dunkelfarbiges Rohopium
GVS – „Gesamtverband der Suchtkrankenhilfe" im Diakonischen Werk der EKD mit Hauptsitz in Kassel
Gypsy – starke türkische Haschischsorte mit Opium

H – Abkürzung für Heroin
H-Dealer – Heroindealer
H-Tinktur – Synonym Berliner Tinke
H20 – Gemisch aus Haschisch und Opium 2: 1
Habituation – Gewöhnung ohne daß eine Abhängigkeit vorliegt
Hairy – Jargon für Heroin
Halbes – Drogenmaß für Heroin
Halbmond – hochwertiges Haschisch zu einem Halbmond gepresst
Hallo Wach – Amphetamin-Tabletten
Halluzinogene – Pflanzliche oder chemische Wirkstoffe (psychoaktive Substanzen) mit bewußtseinsverändernder (halluzinogener) Wirkung
Halluzinogene – Stoffe (wie z.B. LSD, PCP, Psilocybin und Methoxyamphetamine

wie DOM, DOB, DOET) die im ZNS Sinnestäuschungen und Sinneseindrücke als echte Wahrnehmungen auslösen
Hamburger Bronx – Stadtteile in HH (Hamm, Billstedt, und Horn) mit bevorzugtem Absatz für Haschisch (Synonym Bunny Hill – Mümmelmannberg)
hand to hand – Übergabe von Drogen gegen sofortige Berzahlung
hang out – umhergammeln
Hang-over – ein „Durchhänger", Zustand nach Drogeneinnahme mit langer Wirkdauer
Hang-up – Problem infolge einer neurotischen Störung
Happening – Treffen von Abhängigen zum Drogengenuß
Happy-dust – engl. Glücksstaub für Kokain
Happy-pills – engl. Glückspillen für Tranquilizer
Hard stuff – amerik. für starker Stoff, eine stark abhängig machende Droge
Harrison Narcotic Act – erstes Antidrogengesetz der USA von 1914, wo Kokain gefährlicher als Opiate eingestuft wurde
Harry – Jargon für Heroin
harte Drogen, Sachen – Wirkstoffe, die zu einer physischen und/oder psychischen Abhängigkeit führen (Kokain, Designerdrogen, Opioide usw., Synonym hard stuff)
Harzgürtel – Anbaugebiet von Cannabis über Marokko–Nordafrika–mittl. Osten bis nach Nepal
Hasch & Marihuanamuseum – Museum in Amsterdam, das die Geschichte von Cannabis aufzeigt
Hasch Express – 1. Orient-Express Istanbul–München. 2. Wie ein Pizza-Taxi können in Rotterdam Cannabis Produkte bis 30 g per Auto ins Haus geliefert werden
Hasch – Fachjargon für Haschisch
Hasch-Oral – Jargon für Psychopharmaka
Haschisch – 1. aus Blüten und Blattspitzen gepreßter Harz der weibl. Hanfpflanze. Etwa fünfmal stärker als Marihuana. Wird besonders in Asien und Afrika verwendet. 2. alle Cannabisprodukte
Haschisch-Lobby – Befürworter für eine Marihuana-Legalisierung (Dt. Cannabis-Reformgesellschaft)
Haschtrail – Anfang der 70er Jahre aufkommende Bezeichnung für den Tourismus nach Afghanistan, insbesondere Kabul, wo Haschisch ohne Probleme gekauft werden konnte (Synonym Straße der Träume)
Haschwiese – Parkanlage in Fft/M (Bockenheimer Anlage); offener Handelsplatz für Drogen aller Art
Hay – amerik. Heu; Jargon für minderwertiges Marihuana (Synonym Gras)
Head shop – Geschäfte, die Utensilien für den Drogenkonsum verkaufen (Kokainlöffelchen, Haschpfeifen usw.)
Head shrinker – Jargon für Psychotherapeut, Psychiater
heavenly blue – Jargon für LSD
Hedonismus – Umschreibung für die philosophische Lehre von der Lust (Epikur); in der Drogenzsene jedoch mißverstanden, da Epikur lehrte, daß wirkliche Lust nur dem Weisen gegeben ist, der seine Gelüste kontrollieren kann.

heller Türke – mittelstarkes Haschisch heller Farbe aus der Türkei
Herba cannabis – Apothekenbezeichnung für getrocknete Cannabisblätter; heutzutage verboten
Heroin – 3,6-Diacetylmorphin, 1898 durch Acetylierung von Morphin hergestellt (Fa. Bayer) und wegen der starken Wirkung mit dem Namen „Heroin" belegt. Seit 1900 in der Drogenszene bekannt. Hohes Sucht- und Abhängigkeitspotential. Bei kontinuierlicher Einnahme nach ca. 3 Monaten Abhängigkeit (und nicht wie in den Medien angegeben nach 3–5 Injektionen). Bis 1945 als Präparat zur Therapie der Morphinabhängigkeit und als Hustenmittel (Antitussium) angewendet. In Großbritannien unter dem Namen Diamorphin heute noch im therapeutischen Arsenal als Analgetikum bei Tumor-Schmerzen und als Prämedikationsmittel in der Anästhesie. Mittl. Halbwertzeit 4–6 Stunden.
Heroin Nr. 1 – 1. Zwischenprodukt bei der Acetylierung von Morphin. Chemisch nur Morphin-Base
Heroin Nr. 2 – 2. Zwischenprodukt bei der Acetylierung von Morphin, als Roh-Heroin bezeichnet. Unter Wärme und leichtem Ansäuern mit Essig-, Wein- oder Zitronensäure löslich (Synonym Berliner Tinke, siehe dort)
Heroin Nr. 3 – zwischen 30%–60% reines Heroinhydrochlorid, wasserlöslich und damit injizierbar. Am weitesten verbreitet. Oft gestreckt mit Schmerz- und/oder Schlaftabletten. Einige Sorten enthalten Strychnin als Atemstimulanz um einer evtl. Atemdepression vorzubeugen.
Heroin Nr. 4 – zwischen 90%–96% reines Heroinhydrochlorid. Weißes Pulver, gut wasserlöslich, kann geschnupft werden (Synonym weißer Schnee), kommt aus der Türkei oder Thailand.
Heroin-Strich – 1. Prostitution heroinabhängiger Mädchen zum Gelderwerb um sich eigenes Heroin zu beschaffen. 2. Straßenverkauf harter Drogen
Heroin-Zigaretten – Seit 1993 Versuch in Großbritannien needle-sharing einzudämmen, indem Zigaretten mit Heroin imprägniert, dem Abhängigen unter Kontrolle, je nach Abhängigkeitsgrad, die entsprechende Anzahl von Zigaretten zu verordnen.
herunterholen – vorzeitiges Abbrechen der Weckaminwirkung durch Gabe von Tranquilizer oder Barbituraten
Heu – Jargon für Marihuana
high – drogenberauscht sein (Synonym hip)
high purity south east asian heroine – Synonym für China White (siehe dort)
High bottom – amerik. für hemmungsloses Trinken
high, cant get a fly high – die Droge ist so schlecht, daß noch nicht einmal eine Fliege davon euphorisch (hoch) wird
high, to be – engl. oben sein, für euphorisch-ekstatisches Wohlbefinden
Highball – Jargon der Alkoholiker für alkohol. Mixgetränk
Him – Jargon für Heroin (Synonym her, big boy)
hip, to be – im Drogenumgang sich auskennen
Hippiehepatitis – Spritzengelbsucht
Hit – Dosis für einen Rausch

Hitler – starke Sorte Haschisch
Hits and loads – amerik. für Heroin-Ersatz und Streckung (z.B. Heroin und Barbiturate, Hydromorphin und Codein, Heroin und Diphenhydramin)
home grown – Bezeichnung für den im eigenen Garten kultivierten Cannabis
Honigöl – Haschöl
hooked, to be – amerik. für am Angelhaken hängen, d.h. süchtig, abhängig sein
Hope – Jargon für Opium
Hopehead – (Opiat)-Abhängiger
Horror-trip – Rauschzustände mit ängstlicher Färbung, Unruhe, Getriebensein, gelegentlich auch mit Agressivität und depressiver Stimmung. Gleichzeitig bestehen Derealisations- und Depersonalisationserlebnis
Horrortrip – halluzinogener Rauschzustand mit depressiven-paranoiden Inhalten
Horse – Heroin
Hot shot – amerik. für heißer Schuß; Jargon für Injektion mit verunreinigtem Stoff
Hotten – Tanzen
Huanaca Blätter – aus Bolivien stammende dunkle Cocablätter
Hustler – weibl. Prostituierte
Hyänen – Ordnungshüter von Drogenschmuggelorganisationen
Hyperthermie – Überhitzung, Wärmestau bis zu einer Körpertemperatur über 41° Celsius, bei Ecstasyabusus in der Technoszene beobachtet
Hypertonie – Bluthochdruck
Hyperventilation – Zunahme der Atemfrequenz
Hypnotika – Oberbegriff für Arzneimittel bei Schlafstörungen oder zur Einleitung eines Schlafzustandes. griech. „hypnos" der Schlaf (Hypnose = einschläfern). Hauptvertreter früher die Barbiturate heute die Benzodiazepine. Heroin hat auch einen ausgeprägten hypnotischen Effekt.

IAI – Abk. „International Antiprohibitionist League" tritt für eine Änderung des Strafrechts in der Drogenpolitik ein. Ziel ist der selbstbestimmende kontrollierte Drogengebrauch
Ice – Jargon für synthetische Droge der neuen Generation, die in kristalliner Form vorliegt, erhitzt wird und die Dämpfe eingeatmet werden. Die Kristalle sehen aus wie Eisstückchen, sind chemisch Methylaminorex-Base und in Deutschland wenig bekannt.
Icecream-man – Jargon für Opiumhändler
im Transit sein – Jargon für LSD-Rausch
Imhausen-Chemiewerke – in Lahr, hatte Ende der 90er Jahre MDMA im Wert von 40–50 Millionen DM für Auftraggeber in den USA hergestellt.
Imipramin – Antidepressivum (Tofranil®) wird in der Szene gegen die Depressionen nach dem Kokainrausch (post coke-blues) genutzt
Imker – Dealer der zusätzlich drogenabhängige Prostituierte (Bienen) am laufen hat
impfen – Haschisch mit Opium versetzen

INCB – International Narcotics Control Board, Internationale Suchtmittelkontrollbehürde der UN in Wien
Indisches Heu – Jargon für Marihuana
Informant – Angehöriger von Connections (siehe dort) der auf Kundenfang geht
Informationssystem Rauschgift – Seit 1979 bestehendes überregionales Melde- und Informationssystem zwischen Bundes- und Länderregierungen
Inhalantia – Synonym für Schnüffelstoffe
Inhaler – 1. Jargon für Lösungsmittelabhängiger. 2. Raucher allgemein
Insufflation – Aufnahme einer Droge über die Nasenschleimhaut (Synonym sniefen, snorten, snuffen)
Intant alcoholism – besondere Form des Alkoholismus, wo schon der erste Rausch zur Abhängigkeit führt
Intoxikation – Vergiftung durch einen exogen zugeführter psychotropen Stoff mit Störung der Wahrnehmung, der Vigilanz, der Urteilsfähigkeit, der Psychomotorik und des Denkens.
Iranian brown heroin – Heroin der Güte Nr. 4 aus dem Iran
IVES – Internationaler Verband für Erziehung zu suchtmittelfreiem Leben. Sitz in Hamburg

J – Marihuana-Zigarette
Jack – Verlängerung der Drogeninjektion durch langsamen Kolbenvorschub
Jam – wörtlich Marmelade; Deckname für Kokain
Java-Blätter – hochwertige 0,8% Kokain enthaltende kleine, hellgrüne Blätter des südostasiatischen Cocastrauches
Jay – Abkürzung für Joint (siehe dort)
Jenseits-Trip – Drogentod resp. goldener Schuß
Joint – selbstgedrehte Zigarette, die entweder Marihuana oder eine Mischung aus Tabak und Haschisch enthält, trichterförmig
Jolly beans – amerik. für lustige Bohnen, Jargon für Amphetamine und andere Stimulantien
Jubel-Perser – Iranischer Drogenhändler
Juice – abfälliger Ausdruck für Schnaps
Juice-head – abfälliger Ausdruck für Alkoholiker
jüngtes Nirwana – Rausch durch Kokain
Junk – amerik. für Dreck, Abfall, Jargon für Heroin
Junkie – Kokain- oder Heroinabhängiger (Synonym Fixer)

Kalifornischer Trip – LSD-Rausch
kalter Entzug – cold turkey; ein Rauschgiftentzug ohne medikamentöse Hilfen, geht mit schwersten Abstinenzerscheinungen einher
Kaviar – Jargon für DOM (siehe dort)
KE – Akrzg. für Konsumeinheit
Keg – Drogenmaß für 1 kg Marihuana
Kenia-Gras – Marihuana Sorte

Ket – Jargon in der Szene für Ketamin
Ketamin – 2- (O-chlorphenyl(-2-methylamino-cyclohexanon mit dem Warennamen Ketalar®, Ketanest®, in der Anästhesie zur Bewußtlosigkeit und Analgesie verwendet (sog. dissoziative Anästhesie). Führt zu postnarkotischen Halluzinationen, wird deswegen mit einem Benzodiazepin kombiniert. In der Szene wegen der halluzinativen Effekte geschätzt.
Key – Drogenmaß für 1 kg Marihuana
Kick – plötzlich einsetzender ekstatisch-euphorischer Zustand aufgrund der Drogenwirkung nach einer Injektion (Synonym Rush, Hit)
kicking the habit – amerik. für mit den Drogen aufhören
Kiff – Haschischzigarette
Kiff-Kind – Jargon für marihuanarauchende oder kokainabhängige Kinder
kiffen – Marihuana oder Haschisch rauchen
Kiffer – gewohnheitsmäßiger Cannabis-/Haschischraucher
Killer Queen – amerik. Jargon/Deckname für Kokain
Killer-Droge – PCP (siehe dort)
Killerkraut – mit PCP bestreutes Marihuana
Kilo – Drogenmaß für Haschisch
Kinder-Pusher – Kinder, die im Auftrag mit Heroin dealen, da sie unter 15 Jahren einem leichteren Strafmaß unterliegen
Kinder-Ticket – Jargon für 7,6 mm Pistole
Kippe machen – Jargon für Abtreibung vornehmen
Kit – das Besteck für einen Injektion
Kit-Kat – Jargon der Szene für Ketamin
Kite – Drogenmaß für Marihuana (ca 28 g)
Kleindealer – Synonym Ameisenhändler
Klingeln – Geld mit Diebstahl besorgen
Knacki – Gefängnisinsasse
Knete – Jargon für Geld zur Drogenbeschaffung
Knock-out Tropfen – Synonym KO-Tropfen
knocked in – amerik. für für Inhaftierung wegen Drogenbesitz
KO-Tropfen – Mischung aus Alkohol und Barbituraten oder einem Hypnotikum (Chloralhydrat, Nodular®, Rohypnol®, Lexotanil®), wird häufig unbemerkt in Getränke getan, um das Opfer willenlos zu machen und später auszurauben.
Kochbuch – Jargon für die Anleitung zur illegalen Drogenherstellung
Koffer-Raffinerie – Kleinstlabor für die Heroinherstellung
Koknar – Heroinersatz einer Aufkochung aus morphinhaltigem Mohnstroh in den GUS-Staaten (Synonym Morphinstrohsuppe)
Kokolores – Gerede im Kokainrausch
Koks – Fachjargon für Kokain
Koks-Linie – Koks-Straße (sich eine Kokslinie reinziehen, d.h. über die Nasenschleimhaut aufnehmen)
Kokser – Kokainabhängiger

Kolumbianische Würstchen – die mit Kokain gefüllten Fingerlinge und/oder Präservative, die zum Schmuggeln geschluckt werden
Koma – eine tiefe Bewußtlosigkeit aus der der User selbst durch stärkste Reize nicht zu wecken ist
Kongo-Gras – Marihuanasorte
Königin – Jargon für Heroin
Konsumeinheit – Juristischer Begriff der für die Erzielung eines Rausches notwendigen Dosis
Kontaktlehrer – in Schulen tätige Lehrer, die speziell für drogengefährdete Kinder ausgebildet sind
Kopenhagen-Connection – seit 1978 bestehender, von Kopenhagen aus operierender Drogenschmuggelring der den skandinavischen Markt beliefert
Krampfpfötchen – Heroinabhängiger, der aufgrund einer Überdosis Krämpfe mit charakteristischer Pfötchenstellung aufweist
Kraut – Kannabisblätter
Kreuztoleranz – bei Gewöhnung gegenüber einen Substanz (z.B. Alkohol) besteht einer anderen Substanz gegenüber ebenfalls eine Gewöhnung (z.B. Barbiturate). Beide Substanzen können sich vertreten, so daß gleiche Wirkungen aber auch gleiche Entzugserscheinungen ausgelöst werden können.
Küche – illegales Labor zur Drogenherstellung
Kunde – Drogenabhängiger

L – Abk. für LSD
L-Tryptophan – Aminosäure, die als Antidepressivum und bei Schlafstörungen empfohlen wird (Ardeytropin®). Es ist wichtiger Precursor für den Überträgerstoff Serotonin (5-Hydroxytryptamin); in den illegalen Labors wichtiges Molekül zur Herstellung des Halluzinogens DMT (siehe dort)
L-Tyrosin – Aminosäure und Precursor zur Synthese von Dopamin und Serotonin. Als Ersatz der Antidepressiva Amitriptilin und Imipramin in der Szene empfohlen
LAAM – L-alpha-Acetyl-methadol, Derivat des Methadons. Wird im Rahmen der Methadonsubstitutionstherapie bei Opiatabhängigen in den USA eingesetzt. Vorteil ist die längere Wirkdauer bis zu 3 Tagen und die fehlende Euphorie.
Lachgas – N_2O, aus der Anästhesie bekanntes Analgetikum und Hypnotikum mit euphorisierender Wirkung; da in Spraydosen teilweise enthalten, werden diese zur Rauschinduktion bei Sniffern (siehe dort) mißbraucht
Ladung – 1. die zu Rausch führende Dosis. 2. Inhalt der Injektionsspritze
Lady – Kokain
Lady Mary – veralteter Deckname für Marihuana
Lady Snow – amerik. Jargon/Deckname für Kokain
LAG-Sucht – Landesarbeitsgemeinschaft für Suchtfragen
Langzeitheroin – Mischung aus Buprenorphin (Opioid mit langer Wirkdauer bis zu 8 h) und Alkohol
Laudanum Tinctura Opii – Opiumtinktur mit 1% Morphin, im 16. Jahrhundert von Paracelsus, Theophrastus Bombastus von Hohenheim, zur Behandlung von

spastischen Beschwerden im Magen-Darmtrakt entwickelt und anschließend für alle möglichen Leiden eingesetzt. Goethe, ETA Hoffmann, EA Poe und de Qincy sollen Laudanum-abhängig gewesen sein.

Leapers – amerik. für Springer; Jargon für Amphetamine und andere Weckamine

Leaves – amerik. für Blätter; Jargon für Marihuana

Leistungsstimulantien – Weckamine

Lemming – „den Lemming machen", sich unfreiwillig einen goldenen Schuß setzen (siehe dort)

letzter Schuß – Jargon für goldener Schuß (siehe dort)

Levomethadon – Linksdrehendes L-Methadon (L-Polamidon®) zur Substitutionstherapie von Heroinabhängigen in Deutschland. Ist gegenüber dem Racemat etwa doppelt so stark

Libanese – grünlich-roter Haschisch aus dem Libanon von guter Qualität

Libanon-Connection – Türkisch-libanesische Drogenschmuggelorganisation, da im Libanon Cannabis und Schlafmohn angebaut wird. 5% der Weltproduktion von Haschisch und Schlafmohn entfallen auf den Libanon

Libanon-Heroin – Heroin der Stufe 3 mit Coffein als Streckmittel

Liberator of sin – amerik. für Sündenbefreier, dem Cannabis

Lichtblitze – Schnee-Effekt; bei Kokainmißbrauch auftretende optische Halluzinationen.

Lid – Drogenmaß für Marihuana und Haschisch (ca. 28 g)

Limbisches System – Hauptangriffspunkt der Entaktogene und der Droge Ecstasy; ein in den tiefen Hirnabschnitten entwicklungsgeschichtlich sehr altes System besteht aus Hippocampus, Gyrus cinguli, Nucl amygdalae. Hier werden Gefühle verarbeitet, angestoßen und verankert.

Limonade – Jargon für sehr schwach wirkendes Heroin

Lines – amerik. slang, Ausdruck für das auf glatter Oberfläche (Spiegel) in Form einer Linie aufgehäuftes Kokainpulver zum Schnupfen.

Linie ziehen – Zusammenschieben von Kokain in einer Linie (meist auf einem Handspiegel) zum späteren snorten (siehe dort)

Link – Jargon für falsch, hinterhältig sein

linken – betrügen; Jargon für den Verkauf minderwertiger Ware von z.B. zerstampften Tabletten oder Milchpulver als Kokain/Speed

linken, jmd. – beim Drogenhandel betrügen

Linker – jmd. der linkt, betrügt

lit up, to be – amerik. für angezündet, im Drogenrausch sein

LMA-Pillen – Leck-mich-am-Arsch-Pillen; Jargon für Tranquilizer

Load – Drogenmaß (Synonym Ladung)

loaded – amerik. für geladen, vollgepumpt unter Drogen stehen.

Loads – Heroinersatzdrogen bestehend aus Hypnotika (downers) Sedativa sowie Barbiturate und Benzodiazepine (z.B. Flunitrazepam) mit Codein. Gelegentlich auch Gemisch mit Psychoanaleptika (Synonym uppers).

Locoweed – Haschisch und Marihuana

Löffel aus der Hand legen – Tod an Überdosis, da Heroin im Löffel zur Injektion erhitzt wird.
Look-alike Drogen – nicht verschreibungspflichtige Medikamente, die aus einer Mischung pharmakologisch aktiver Stoffe bestehen und eine den illegalen Drogen angebliche Wirkung aufweisen
Love drug – Liebesdrogen wie MDMA und MDE oder Entaktogenen (siehe dort)
Love weed – Marihuana
Low dose – niedrig dosierter Drogengenuß zum Einsteigen in die Smart-Drogenszene (z.B. 1200 mg Piracetam, 250 µg Hydergin und 50 mg Ginkoextrakt) siehe auch „smart drugs"
lowdose Abhängigkeit – bei chronisch niedrigem Gebrauch von Sedativa des Benzodiazepintyps (Synonym unauffällige Süchtige)
LSD – (Lysergsäure-Diäthylamid-tartrat 25) Psychowirkstoff vom Schweizer Sandoz-Chemiker Dr. Albert Hoffmann 1943 synthetisiert und Modedroge der Blumenkinder, die zu einem neuen und geläuterten Bewußtsein führen sollte (Halluzinogen). Es greift in die Hirnareale ein, wo Sinneseindrücke aufgeschlüsselt und verarbeitet werden, so daß Farben gehört und Geräusche gesehen werden. Verlust von Raum- und Zeitgefühl. Der User fühlt sich in eine Traumwelt versetzt. In Extremfällen kann es zu sog. Horrortrips kommen. Kein physisches, jedoch psychisches Abhängigkeitspotential. Auch im Secalealkaloid (Mutterkorn) enthalten. Heute vollsynthetisch neben PCP, DOM und DPB hergestellt, das verbreitetste Halluzinogen.
Luckies – Jargon für Zigaretten

M – Deckname für Morphin
M-Tinke – Jargon für Mischung von Morphinbase (siehe Heroin 1) mit Essig- oder Zitronensäure (Synonym Berliner Tinke, M-Tunke)
M-Stäbchen – Marihuana-Zigaretten
M-Türke – Jargon für Heroin Nr. 4, d.h. sehr reines Heroin aus der Türkei
Magic mushroom – amerik. für der Zauberpilz; Bezeichnung für Pilze mit psychoaktiven Stoffen vornehmlich Psilocybin
Mahsan® – Drogenschnellteste für Methadon, Opiate, Phencyclidin, Cannabis, Benzodiazepine, Kokain, Amphetamin, Metamphetamin und Barbiturate im Urin
Main-line – entprechend dem Verlauf der Hauptvene am U-Arm angeordnete Einstichstellen
Mainliner – Fixer intravenöser Drogen
Maintenance-to-abstinence – Substitution von Heroin durch Methadon in ausschleichender Dosierung und begleitender Betreuung bis zur Abstinenz
Major tranquilizer – Bezeichnung für Neuroleptika (z.B. Butyrophenone wie Haloperidol)
Majun-Methode – geistige Grundlage der Methadon-Substitution; alte chin. Methode den Opiumraucher zu entziehen. Hierbei wird ein opiumhaltiges Limonadegetränk immer mehr verdünnt, bis es schließlich reine Limonade ist und der

Opiumraucher entwöhnt wurde. Braucht je nach Grad der Abhängigkeit 21–99 Tage. Der Entzug ist im Gegensatz zum Kalten Entzug (siehe dort) sehr mild.
MAM – Monoacetylmorphin, ein Metabolit des Heroin. Nur MAM ist Beweis für eine vorangegangenen Heroinaufnahme, da die anderen Metabolite auch nach Codein und nach Acetylmorphin auftreten; forensisch von Bedeutung.
manicure – Auslese von getrochnetem Cannabiskraut, indem die Blattrippen entfernt werden
Mantel – Drogenversteck (Synonym Bunker)
MAO-Hemmer – Monaoaminooxydase-Hemmer. Gruppe von Pharmaka (Antidepressiva) die alle eine Hemmung des Enzyms Monoaminooxydase bewirken, wodurch die Konzentration der Botenstoffe Serotonin, Dopamin und Noradrenalin zwischen den Zellen gesteigert wird
Marathons – Jargon für Amphetamine
Maria – Deckname für Kokain
Marihuana – aus dem Portugisischen „maran guanga = Rausch“. Blätter der weiblichen indischen Hanfpflanze (Cannabis sativa L.) werden getrocknet, gerollt und anschließend geraucht.
Marihuana-Farben – Versuch, das Marihuana nach der Farbe dem Ursprungsland zuzuordnen: Braun (Ghana, Indien, Jamaica, Nigeria), rötlich (Ostafrika), schmutziggrün (Südafrika), hellgrün-gelb (Marokko)
Marihuana-Legalisierung – Kampagne zur Freigabe von Cannabis als legales Genußmittel, ähnlich wie Alkohol und Nikotin, besonders in den USA, Deutschland, Großbritannien, Beneluxstaaten, und einigen Staaten von Südamerika
Marihuana-Stäbchen – Marihuanazigaretten
Mary Jane – Deckname für Marihuanazigarette
Mary Warner – Marihuana
Mary Weaver – Marihuana
MAST – Abk. für Michigan Alcoholism Screening Test, zur Bestimmung des Grades der Alkoholabhängigkeit
mause sein – Exitus aufgrund von Drogenintoxikation
MDA – 3,4-Methylendioxy-amphetamin; Designerdroge mit halluzinogener Wirkung, in der Techno-Szene verbreitet. Öfters mit MDMA vermischt und als Ecstasy verkauft. Leichte halluzinogene Wirkung (Synonym love drug).
MDBD – N-Methyl-1-(1,3-Benzodioxol-5-yl)-2-butanamin, das Butyl-Analog von Ecstasy (MDMA), ein Prototyp der Entaktogene (siehe dort) in der Technoszene verbreitet. Als einziges Entaktogen noch verkehrsfähig, da noch nicht (!) dem BtMG unterstellt. Prototyp und pharmakologische Modellsubstanz der Entaktogene (siehe dort)
MDE – 3,4-Methylendioxy-N-ethylamphetamin; Analog von MDMA und eine Designerdroge (Synonym Eve) die in der Techno-Szene kursiert und mit MDMA vermischt und als Ecstasy verkauft wird. Steigert Bewußtsein, Antrieb und Wahrnehmung.
MDMA – 3,4-Methylendioxy-N-methylamphetamin (Synonym Ecstasy, Adam, Cadillac, XTC) in der Techno-Szene verbreitet. Langsame Metabolisierung, mit

Auftreten toxischer Metabolite, vergleichbar der Muskatnußüberdosierung; evtl. auch aufgrund der Verunreinigung mit Streckmittel.

Medellin-Kartell – bis 1993 größte Kokain-Connection in Bolivien, die den Anbau und den Vertrieb von Kokain steuert

Mellow yellow – amerik. das „weiche Gelbe"; getrocknetes Inneres der Bananenschale, das aufgrund des Serotoningehaltes eine halluzinogene Wirkung haben soll

Merchandise – amerik. für Handelsware, für alle in der Szene erhältlichen Drogen

Mescalin – halluzinogen wirkender Stoff des Kaktus Lophophora williamsii und chemisch gesehen ein 3,4,5-Trimethoxy-phenyl-ethylamin. Wird oral als Kaktusscheibe, Salat, Tee (getrocknet) und in Form von Kapseln oder Pulver eingenommen. teilweise auch als synthetisch hergestelltes Mescalinsulfat in der Szene.

Meter – Drogenmaß für Lösungen (LSD, Heroin) wobei 1 Meter = 1 cm^3 entspricht

Meth – Abk. für Methamphetamin; inzwischen Synonym für Speed aller Sorten

Meth-freak – ein Methamphetaminabhängiger

Methadon – (±)Diphenyl-6-dimethylamino-3-heptanon; Derivat des Morphins und in Deutschland zur Behandlung der Heroinsucht eingesetzt. Ist selber suchterzeugend. Längere Halbwertszeit als Heroin und kann oral eingenommen werden (siehe Methadonsubstitutionstherapie)

Methadon-Erhalt-Substitution – Staatlich gesteuerte, kontrollierte Abgabe von Methadon zum Heroinersatz an Abhängige

Methadonsubstitutionstherapie – 1. Form des Heroinentzuges, wobei je nach Grad der Abhängigkeit unter Aufsicht täglich reduzierte Dosen eingenommen werden, so daß der Entzug gemildert wird. 2. Tägliche Einnahme von Methadon um den Heroinabhängigen zu resozialisieren und langfristig zu entziehen.

Methamphetamin – Speed-Wirkstoff und amphetaminähnlich, der zum Zwecke der Verstärkung aufputschender Wirkung dem Ecstasy beigemischt ist

Methedrin – Methamphetaminhydrochlorid unter dem Namen Methamphetamin in der Dt. Armee im 2. Weltkrieg als Aufputschmittel eingesetzt; dem Amphetamin verwandt. Momentan aktuell in der amerik. Szene

Mexican Brown – Braunes Heroin (durch Zusätze zur Streckung) aus Mexico

MF-2 – 2-Methylfentanyl – eine Designerdroge der Fentanylreihe. rel. untoxisch

MF-3 – 3-Methylfentanyl – eine Designerdroge der Fentanylreihe, ca. 1000–6000 mal so stark wie Morphin, hauptsächlich in der kalif. Szene verwendet. In Rußland unter dem Namen Trimethylfentanyl in der Szene aufgetaucht.

MFQ – Abk. für Mortimer-Fikions-Questionaire, ein Multiple-choice-Fragebogen zur Datengewinnung bei Drogenabhängigen

Mickey Finn – Jargon für KO-Tropfen (siehe dort)

Mike – Drogenmaß

Mind booster – gedächtnisverstärkende Drogenmischung (siehe auch smart drugs)

Mind enhancer – gedächtnisverstärkende Drogenmischung (siehe auch smart drugs)

Minitrip – LSD-Tabletten unterschiedlicher Färbung in Kugeln oder Würfeln. Die

Farbe bezieht sich auf die Herkunft (z.B. rosa, weiß und braun = Berlin, violett = München, hellblau = Hamburg)
Minor Tranquilizer – Neuroleptika mit überwiegend muskelerschlaffender Wirkung (z.B. Meprobomat)
Miss Emma – Jargon für Morphin
Mißbrauch – es ist ein fortgesetzter Gebrauch, der öfters als üblicherweise notwendig ist, der jedoch noch keine Abhängigkeit darstellt und trotz Wissen zu einer körperlichen Gefährdung führt
MJ – Mary Jane; Abkürzung für Marihuana
MMDA – 5-Methoxy-3,4-methylendioxy-amphetamin, ein Entaktogen mit halluzinogener Wirkung, den Designerdrogen zuzuordnen. Neben MDMA und MDE (siehe dort) eine Droge der Techno-Szene.
MMPI – Minnesota Multiphasic Personality Inventory zur rechnerischen Ermittlung der Persönlichkeitsstruktur von Drogenabhängigen
MMT – Methadone Maintenace Therapie; Therapieprogramm zur Entwöhnung von Heroinabhängigen
MO – Jargon für Morphin
Modedroge – Kokainbezeichnung Ende der 80er
Mohnstrohsuppe – siehe Koknar, Makiwara
Monkey – amerik. für Affe, für Morphinabhängigkeit
Morphie – Jargon für Morphin
Morphin – Alkaloid des Opiums ca. 6.8%–20.8%, Ausgangsstoff vieler Analgetika, mit schmerzstillender, antitussiver, obstipierender, atemdepressiver und euphorisierender sowie sedativer Wirkung. Mehrmaliger Gebrauch bei Individuen ohne Schmerzen führt zur Abhängigkeit. Erhältlich als Hydrochlorid oder Sulfat. Die Morphinbase ist Ausgangsprodukt des Heroins.
Morphinane – morphinähnliche Substanz mit dem Grundgerüst des Morphins (z.B. Levallorphan, Dextromorphan, Levorphanol)
Morphinantagonisten – Synonym für Opiatantagonisten, Opioide mit morphinartiger Struktur, bei denen statt der N-Methyl eine N-Allylgruppe substituiert ist (z.B. Naloxon, Naltrexon, Nalmexin). Sie sind in der Lage, die Wirkung der Opioide und Opiate zu antagonisieren. Besondere Einsatzgebiete in der Anästhesie und beim Drogennotfall.
Morphinhunger – Symptom der physischen Abhängigkeit, der unstillbare Zwang nach dem Opiat aufgrund von Abhängigkeitssymptomen
Moscop® – Warenname in den USA für Morphin und Scopolamin, Gemisch zur Ruhigstellung (Dämmerschlaf, chemische Zwangsjacke). Bei Zusatz von Phenothiazin als „Cocktail lytique" bekannt.
MPPP – 1-Methyl-4-Phenyl-4-Piperidin-Proponeat, das in den 80er Jahren als „synthetisches Heroin" in den Straßen von San Francisco verkaufte Opioid, ein Ester von Pethidin (Dolantin®), hat jedoch ein neurotoxisches Nebenprodukt (MPTP), welches in der Substantia nigra durch die Monoaminooxydase zu MPP^+ metabolisiert wird und zu destruierenden Veränderungen im Nigro-striatalen System mit schwerer Parkinsonsymptomatik führt.

MPTP – 1-Methyl-4-phenyl-1,2,3,6-tetrahydropyridin, ein toxisches Nebenprodukt bei der Synthese der Designerdroge MPPP. Zerstört die dopaminergen Neuronen in der Substantia nigra und führt zu schwerer Parkinsonsymptomatik.
MS – Abk. für Morphinsulfat
MU – Jargon für Marihuana
Muskelprotz – Jargon für PCP (siehe dort)
Mula – Kokaintransporteure die auf vorgeschriebenen Wegen Kokain transportieren
Müll – gepanschte/unsaubere Drogen
Murphy – Deckname für Morphin
Mushroom – engl. Pilz, in der Szene für Pilze mit psychoaktiver Wirkung
Muskatnußöl – Ausgangsprodukt für die illegale Herstellung der Designerdrogen MDA und MDMA (Ecstasy)
Mussolini – Jargon für eine starke Sorte Haschisch
Mutter-Gottes-Kelch – Zierpflanze, deren Samen Lysergsäureamid enthalten soll und zur Erzielung eines Rauschzustandes gegessen wird
Mutterkorn – Myzelgeflecht (Secale cornutum) auf Roggen schmarotzender Pilz, der bis zur vollsynthetischen Herstellung von LSD, Ausgangsstoff bei der Synthese der Lysergsäure war. Wurde im gemahlenem Zustand zur Streckung von Heroin benutzt.

Nachtschatten-Alkaloide – aus Bilsenkraut, Stechapfel und Tollkirsche mit den Wirkstoffen Atropin, Hyoscyamin und Scopolamin. In höheren Dosen zur Rauscherzeugung verwendet, als Zusatz in Bier, Cocktails, Opiaten sowie als Tee getrunken oder geraucht.
NADDIS – Narcotics and Dangerous Drugs Information System; Datenbank der DEA über Drogen
Nadel, an der Nadel hängen – von Heroin abhängig sein
Nadel, auf der Nadel sitzen – körperlich abhängig sein
Nadel, mit der Nadel leben – von Heroin abhängig sein
Nadel, von der Nadel runter sein – nicht mehr von Heroin abhängig sein
Nadelkundschaft – Fixer
Nalbuphin – Cyclobutylmethyl-17-epoxy-4,5-alpha-morphinan; ein Thebainabkömmling und Analgetikum mit gemischt-wirkendem agonistisch/antagonischem Wirkprofil (Nubain®). Führt beim Opiatabhängigen zur Entzugssymptomatik.
Naloxon – N-Allyl-epoxy-4,5-dihydroxy-3,14-oxo-6-morphinan, ein Opiatantagonist (Narcanti®) wird in der Anästhesie zur Umkehr einer opiatbedingten Atemdepression und bei der Drogenintoxikation aufgrund einer Heroinüberdosierung eingesetzt (kompetetiver Antagonismus). Bei Opiatabhängigen induziert es akute Abstinenzsymptomatik. Beim ehemaligen Abhängigen läßt sich hiermit auch Opiatfreiheit nachweisen (sog. Provokationstest vor Naltrexon).
Naltrexon – N-Cyclopropyl-methyl-17-epoxy-4,5-alpha-dihydroxy-3,14-morphinananone 6, ein Opiatantagonist (Nemexin®), wird wegen der langen Halb-

wertszeit zur Resozialisierungsprophylaxe nach der akuten Entgiftung Opiatabhängiger eingesetzt
Narco – Jargon für Drogenfahnder
Narco-Terrorisms – Verbindung von Drogen- und Waffenhandel, z.Z. im Rahmen der Kartelle (Connection) (Sicilian-, Kurdish-, Libanon-Connection) und der nationalen kurdischen Partei PKK, um Geld aufzutreiben
Narcoanalyse – Befragung unter pharmakologischer Enthemmung mit Barbituraten und Ethanol (z.B. Pentobarbital in 10% Ethanol) Synonym Wahrheitsdroge, für Verhöre auch in Kombination mit Hypnose (Narkohypnose)
Narconon® – aus Narcotics Non; Name einer privaten dt. Organisation zur Bekämpfung der Drogenabhängigkeit. Es bestehen Verbindungen zur Scientology Church
Narcotic bull – Drogenbulle
Narcotic-Blockade – beim Heroinabhängigen Gabe von Methadon in Dosen die gerade die Abstinenzsymptomatik unterdrücken
Narcs – Bezeichnung für Drogenfahnder
Narkoanalgetika – Bezeichnung für eine Gruppe von Schmerzmitteln auf der Basis des Morphinmoleküls, die in unterschiedlichem Maße abhängig machen können
Narkomania – Drogen- oder BtM-Abhängigkeit
Narkotika – (griechisch narkoticos = betäuben, starr machen) Pharmaka die geeignet sind, eine Narkose mit zentral-lähmender Wirkung herbeizuführen.
Nasen-Bomben – Kokain
Nationaler Drogenrat – Gremium, vom Bundesminister für Gesundheitswesen seit 1993 berufen, soll die Bundesregierung in wichtigen Fragen zur Problematik der Drogenpolitik beraten
Natur-Trip – LSD-Rausch
NBPCA – N-Butyl-phenyl-cyclohexamin, ein Derivat des PCP mit ähnlicher halluzinogener Wirkung und eine Designerdroge
Needle Park – großstädtischer Treffpunkt von Fixern und Dealern meist in kleinen Parks in Stadtmitte
Needle freaks – amerik. für Nadelverrückte, denen schon die Injektion und i.v. Gabe von anderen Stoffen als Heroin (z.B. Hustensaft, Essig) Erleichterung bringt
Needle-candy – amerik. für Nadelnascherei, injizierbare Drogen
Needle-sharing – gemeinsames Benutzen von Injektionsspritzen; Ursache für die Übertragung von HIV und Hepatitis
Neuroleptika – Stoffe mit zentral dämpfender Wirkung, ohne das Bewußtsein und den Intellekt maßgeblich zu beeinflussen (z.B. Phenothiazine, Butyrophenone und Rauwolfia-Alkaloide) Synonym Neuroplegika, Ataraktika, Psycholeptika
Neurotoxizität – Schädigung von Nerven und/oder Hirnzellen
Neurotransmitter – Botenstoff im Gehirn, chemischer Botengänger, Mediatorsubstanz die die Impulse der Nervenzellen untereinander regulieren (z.B. Serotonin, Dopamin, Noradrenalin usw.). Es sind mittlerweile fast 1000 Botenstoffe im Gehirn bekannt.

Nickle bag – Drogemaß 1. bezogen auf Marihuana (ca. 5 g) 2. Heroinmenge im Wert von 5 $
Nieman, Albert – extrahiert 1859 aus Cocablättern das von ihm benannte Kokainalkaloid
Nikotin – Alkaloid der Tabakpflanze Nicitiana tabacum
Nirwana – Jargon für Kokain
NMPCA – N-Methyl-phenyl-cyclohexyl-amin, ein Derivat des PCP mit halluzinogener Wirkung, als Designerdroge verwendet
nodded out – amerik. für in den Schlaf, nach der Drogeneinnahme, fallen
Nootropika – Wirkstoffe, die den Hirnstoffwechsel positiv beeinflussen. Indikation bei Hirnleistungsstörungen, finden in der Szene als „smart drug" Verwendung (z. B. Piracetam)
Nostalgiestoff – Jargon für Kokain
Novize – Neuling bzw. Ersteinsteiger in der Szene
NPPCA – N-Propyl-1-phenyl-cyclohexyl-amin, ein Derivat des PCP mit halluzinogener Wirkung, als Designerdroge verwendet
Nutmeg oil – amerik. für Muskatnußöl, das für die illegale Herstellung als Ausgangstoff von MDA und MDMA (Ecstasy) Verwendung findet (siehe dort)
Nuttendiesel – Jargon in Zuhälterkreisen für Kokain

O – Abk. für Opium, Opiate
O-Pusher – Opium/Opiatzwischenhändler
O-Tee – Opiumtee
O-Tinke – siehe Berliner Tinke, Heroin Nr 1, M-Tinke
OD – Abk. für overdose, Überdosis einer Droge
OH-11-THC – 11-Hydroxy-tetrahydrocannabinol, ein THC-Metabolit der mittels EMIT (siehe dort) nachweisbar ist
OK – Markenbezeichnung für Opium-Barren
OMH-Stoffe – Apotheken- und BtM-rechtliche Bezeichnung für Opium, Morphin und Heroin sowie verwandte Zubereitungen
on the nod, to be – unter dem Einfluß von Drogen (zum Schlummern) stehen
One for the road – Alkoholikerjargon, für den letzten Schluck wenn man wieder weiter zieht
One-way-ticket – Kokainstraße, die sich ein Abhängiger reinzieht (siehe auch Linie)
Opiate – Alle aus dem Fruchtkapselsaft des Schlafmohns (Papaver somniferum) gewonnene Substanzen (Morphin, Codein, Thebain, Papaverin) mit teils schlafanstoßender und teils schmerzstillender Wirkung. Ausgangsprodukt für viele halbsynthetische Opioide.
Opioide – Überbegriff für alle halb- und vollsynthetischen zentral-wirksamen Analgetika auf Morphinbasis einschießlich der endogen gebildeten Schmerzsubstanzen (Endorphine, Enkephaline)
Opium – milchiger Saft der angeritzten, unreifen Fruchtkapsel des Schlafmohns (Papaver somniferum) der an der Luft zu einer zähen dunkelbraunen Masse trock-

net. Enthält ein Gemisch mehrerer Alkaloide mit den wichtigsten Vertretern: Morphin mit 10–17%, Codein mit 0.7–4%, Thebain mit 0.5–2%, Papaverin 0.5–1% und Noscapin 2–9%
Opium der armen Menschen – Jargon für Haschisch
Opiumtee – Aufkochen getrockneter Mohnkapseln zu einem Tee. Wird von Heroinabhängigen als Ersatzdroge getrunken
Opium-Extrakt – Extraktum opii mit 20% Morphin-Gehalt zur medizinischen Verwendung
Opiumbase – Rohopium; eingedickter Saft unreifer Schlafmohnkapseln
Opiumbrot – zu brotähnlichen Klumpen gepresstes dunkelbraunes Rohopium
Opiumtinktur – 1. Berliner Tinke (siehe dort) 2. zu medizinischen Zwecken bei Darmspasmen, Koliken und starken Durchfällen benutzter Opiumauszug. Enthält 0.05–1% Morphin (Tinctura opii simplex).
Orange Sunshine – LSD-Tabletten
Oranges – Drogen vom Amphetamintyp
Oreganon – Gewürz, das als Streckmittel dem Marihuana zugesetzt wird
OTCD – amerik. für Over-The-Counter-Drug; nicht-verschreibungspflichtige Arzneimittel mit berauschender Wirkung.
out of sight – amerik. für ein wunderbares schönes Erlebnis haben
out of this world – ein Rausch, der außerhalb dieser Welt ist
Outfit – die für eine Injektion notwendige Gerätschaft
Overdose – engl. Überdosis, 1. absichtlich eingenommen wegen des größeren kicks, 2. marktbedingt wegen einer besseren Güte der Droge auf der Szene, 3. versehentlich nach Zeiten einer längeren Abstinenz, da die erworbene Toleranz verloren ging

P-Tabletten – Pervitin und andere Weckamine
Pack – Drogenmaß für ein Heroinbriefchen
Pad – 1. Rinde beim Rauchen eines Joint. 2. Primitive Unterkunft für Drogenuser (crash pad)
Pakistanian Heroin – Heroin Nr 3 aus Pakistan von beiger Farbe
Panama Red – Marihuana von dunkelroter Färbung und höchster Qualität
Pancake – nach der Etherwaschmethode erfolgter Trockenprozess der ungebrochenes Crack in Form eines Pfannkuchens (pancake) ergibt
Panik – Versorgungslücke mit Heroin in der Szene
Papaver bracteatum – im Gegensatz zum Papaver somniferum enthält diese Mohnart überwiegend das Nichtnarkotikum Thebain
Papaver somniferum – Schlafmohn zur Gewinnung von Opium, das bis zu 30 verschiedene Alkaloide (u.a. Morphin bis zu 20.8%) enthält
Paper-trip – LSD-trip mit Löschpapier
Papier – Rezept, um sich die als Ersatzdrogen wirkenden Mittel abzuholen
Pappen – in LSD getauchte bunte Kärtchen 0.5 mal 0.5 cm groß, mit bunten und harmlos aussehenden Motiven (Supermann, Smiley, Pinguin, Woody Woodpecker,

usw.) bedruckt die auf die Zunge gelegt werden und die Substanz über die Schleimhaut resorbiert wird. Stärkste halluzinogene Wirkung.
Paracefan® – Warenname des alpha2-Agonisten Clonidin (Fa. Boehringer Mannheim); zur Therapie beim Alkoholentzugssyndrom
Paradoxphänomen – Wirkumkehr bei längerem Tranquilizermißbrauch und durch Erregung, psychomotorische Unruhe, Schlaflosigkeit und Angstzustände charakterisiert
Parani – Haschisch aus dem Iran von guter Qualität
Paraphernalia – die Summe der zur Drogeninjektion erforderlichen Gegenstände
Paregoric – 4% wässrige Opiumtinktur, die zusätzlich Campher, Benzoesäure und Anisöl enthält. Wird in den USA als Heroinersatzdroge und als Teil der Straßendroge „blue velvet" gehandelt
Parsley – Petersilie, die mit PCP besprüht wurde und anschließend geraucht wird
Paschulke – Jargon für Kalfaktor im Gefängnis
Pattex – Klebstoff mit den Lösungsmitteln Toluol, Benzen, n-Hexan, Methylethylketon, die narkotisch wirken und zum Sniffen benutzt werden (siehe dort)
PCC – 1-Piperedino-cyclohexan-carbonitril, Vorstufe des PCP meist als Verunreinigung von illegal hergestelltem PCP. Wirkt giftig, da Blausäure abgespalten wird
PCE – N-Ethl-1-phenyl-cyclohexylamin, Derivat des PCP und als Designerdroge in der Szene verwendet, 5mal stärker als PCP (Synonym rocket fuel). Wird in der Veterinärmedizin verwendet (Eticyclidin®)
PCHP – 1-(1-Phenyl-cyclohexyl)-4-hydroxpiperidin, ein Derivat des PCP und als Designerdroge in der Szene
PCM – 1-(1-Phenyl-cyclohexyl)-morpholin, ein Derivat des PCP, als Designerdroge in der Szene
PCP – 1-(1-Phenyl-cyclohexyl)-piperidin, oder Phencyclidin, als Anästhetikum 1926 synthetisiert und in den 50er Jahren von der Fa. Parke Davis als Analgetikum und Anästhetikum entwickelt (Sernyl®). Wegen der Halluzinationen 1965 vom Markt gezogen, jedoch in der Veterinärmedizin noch gebräuchlich. Es ist das am billigsten und einfachsten herzustellende Halluzinogen in den illegalen Labors (Synonym angel dust). Es verdrängt zunehmend die anderen Halluzinogene wie LSD und Mescalin und ist Stammsubstanz einer großen Gruppe von Designerdrogen.
PCPY – 1-(1-Phenyl-cyclohexyl)-pyrrolidin, ein Derivat des PCP und als Designerdroge in der Szene (Synonym PHP)
Peace-pills – amerik. Friedenspillen, Bezeichnung für PCP (Synonym Pea Ce Pill)
peak-experiences – spitzenmäßiges Erlebnis mit einem Halluzinogen
peanuts – Jargon für Barbiturate
pearls – Ampullen mit dem Schnüffelstoff Amylnitrit (siehe dort) (Synonym snapper)
Peddler – amerik. für Hausierer, ein Kleinhändler mit Drogen
peer-group – amerik. für eine Gruppe Gleichgestellter. In der Szene ist der Druck der Gruppe oft Grund für den Einstieg in das Drogenmilieu (Synonym peer pressure)

Pemolin – Imino-phenl-oxazolidin, ein Psychostimulans (Tradon®), ähnlich wie Methylphenidat (Ritalin®) wirkend, gehört neuerdings zur Gruppe der „smart drugs“ (siehe dort)
Peng, peng – injizierbare Drogen
Penne – Jargon für Keipe
Penner – Alkoholiker
Pentazocin – 2-Dimethylallyl-5,9-dimethyl-2'-hydroxybenzomorphan – ein gemischt wirkender Agonist/Antagonist (Fortral®), wird in der Szene als Opiatersatzdroge gehandelt
PEPAP – 1-Phenethyl-4-phenl-4-piperidinolacetat, eine Designerdroge
Per – Perchlorethylen, ein Kohlenwasserstoff in der Reinigung verwendet, das zu Sniffen benutzt wird; stark lebertoxisch
Persian White – Designerdroge (3-MF = 3-Methylfentanyl) des wirkstarken Opioids Fentanyl, besonders rein. Wirkstärke 1100mal der von Morphin. 1983 auf dem Markt als synthetisches Heroin aufgetaucht
Peruvian Sniff – hochwertiges Kokain
Pervitin® – Analeptikum mit dem Wirkstoff Metamphetaminhydrochlorid. In der Medizin als Antidepressivum und Kreislaufmittel benutzt, in der Drogenszene als Aufputschmittel vertrieben.
Petersilienkraut – wird getrocknet mit den halluzinogen-wirkenden Amphetaminen (DOET, DOB, DOM) oder mit DMT bzw. PCP bestreut und geraucht
Pethidin – Phenyl-piperidin-carbonsäureester, ein zentrales Analgetikum mit mittelstarker Potenz (Dolantin®) und Stammsubstanz der Fentanylanaloga
Pfefferminze – wird von Kiffern gern mit DOET, DOB, DOM, oder PCP bestreut und geraucht
PFF – Para-fluoro-fentanyl; ein Fentanyl-Analogon und Designerdroge, in der Kalif. Szene seit 1981, ca. 100mal so stark wie Morphin
Pförtnerfunktion – Eigenschaft über sog. weiche Drogen zu den stärkeren Drogen überzuleiten (Haschisch → Halluzinogen → Weckamine → Opiate)
Phencyclidin (PCP) – Schon 1926 synthetisiertes Analgetikum aus der Tiermedizin. Seit 1976 in der Drogenszene unter dem Namen „Angel dust“, „Hog“, „Dust“, „peace pill“, „rocket fuel“ oder „monkey tranquilizer“ bekannt; erzeugt Halluzinationen.
Phenylalanin, D,L – eine essentielle Aminosäure, als sog „smart drug“ (siehe dort) in der Szene, da es als Analgetikum besser als Morphin sein soll, jedoch nicht süchtig macht.
physische Abhängigkeit – Nach mehr oder weniger langem Gebrauch und anschließendem Absetzen sich einstellende körperliche Entzugserscheinungen mit Tremor, Schmerzen, Übelkeit, Erbrechen, Durchfall, Krämpfe usw.
pick the flash – „den Blitz empfangen“ das Einsetzen der Euphorie
Pick-me-up-cocktail – Kokaincocktail mit Hinweis auf die gesteigerte sexuelle Ansprechbarkeit bei Frauen nach Kokaingenuß
piece – Drogenmaß, üblich für Marihuana und Heroin (im Apothekenmaß ca 31 g)
Pigs – Jargon für Polizisten, Kriminalbeamte

pikern – Drogen injizieren
Pille – 1. Allg. Bezeichnung für Drogen in Tabletten und/oder Pillenform. 2. Barbiturate und/oder Amphetamine
Pillenkopf – Jargon für Abusus mit Babituraten und/oder Amphetaminen
Pin-shot – Jargon für Drogeninjektion
Pinang-Nuß – Bethelnuß
pink – in der Szene im Zusammenhang mit LSD und als Hinweis auf Psychodelika
Pink-Jesus – Kapsel mit konz. LSD
PIOS Rauschgift – Datenbank über Personen, Institutionen und Objekte die drogenrelevant kriminell auffällig geworden sind (Synonym PIOS Heroin). Wird zur Rasterfahndung eingesetzt.
Piracetam – ein nootroper Wirkstoff (siehe dort) der in Dosen bis zu 4–5 g (!) mit Hydergin kombiniert als „smart drug“ (Synonym brain enhancer) eingesetzt wird (Normabrain®).
Piri – Jargon für Piracetam, ein Nootropikum (siehe dort)
Plastik-hippie – Jargon für Hippie auf Zeit, der bei Geldknappheit die Plastikkarte der Eltern zur Rückendeckung hat
Pod, Pot – Jargon für Haschisch und Marihuana
Poison – Jargon für Heroin (Synonym Gifties)
Poison people – amerik. für Süchtige aller Art
Polamidon® – linksdrehendes Isomer von Methadon (Fa. Hoechst) das aus einem Racemat besteht (Synonym Levomethadon)
POLAS – Computerdatei der Polizei in Deutschland
Polnisches Heroin – Makiwara
Polnische Suppe – Makiwara
Polski-Suppe – Synonym Makiwara, eine aus Blaumohn hergestellte illegale Morphinaufkochung mit Barbiturat- und Essigsäurezusatz, um Morphin in Monoacetylmorphin und Heroin umzuwandeln. Dunkelbrauner Absud mit unterschiedlichem Wirkstoffgehalt (weitere Synonyma Polnische Tunke oder Tinke, Polnische Suppe, Polskikompott, polnisches Heroin).
Polskit-Kompott – Makiwara
Polytoxikomanie – Abhängigkeit von mehreren Suchtstoffen, wenn über einen Zeitraum von 6 Monaten mindestens wiederholt 3 verschiedene psychotrope Substanzen konsumiert werden und keines alleine dominiert
polyvalenter Mißbrauch – gleichzeitige Einnahme mehrerer psychotroper Substanzen
poor mans cocaine – Dosieraerosole, wobei der Wirkstoff Butylnitrit zu Rauschzuständen führt
Popper – 1. mit Isoamylnitrit (oder Butylnitrit) gefüllte Ampullen, die aufgebrochen inhaliert werden und zu Euphorie führen. Früher in der Medizin zur Herzkranzgefäßerweiterung bei Angina pectoris verwandt. 2. Jargon für Amylnitrit 3. Bezeichng. für stimulierende, aufputschende Drogen vom Amphetamin-Typ
Poppy-Straw – Mohnstroh, ein Rohstoff zur Herstellung von Opiumalkaloiden.

Die von Gärtnereien verwendeten getrockneten Mohnstrohkapseln enthalten erhebliche Mengen an Morphin (1 Kapsel ca. 922 mg)
Portion – Drogenmaß für LSD (ca 100–150 µg auf Würfelzucker)
post-coke-blues – die nach Kokain auftretende Depression mit Katerstimmung, Müdigkeit und der Zwang zur erneuten Zufuhr
Pot – Jargon für Marihuana
Pot-head – Jargon für Haschischanhänger
Pot-Party – Party bei der gemeinsam Marihuana geraucht wird
PPC – 4-Phenyl-4-piperidino-cyclohexanol, ein Halluzinogen und PCP-Abkömmling, als Designerdroge in der Szene eingesetzt
Prävention – Verhütung und Vorbeugung von Drogenkonsum
Prelus – Jargon für Preludintabletten
Prise – Drogenmaß für Kokain, die für einen Rausch ausreichende Dosis
Probierangebot – kostenloser Gebrauch von Drogen mit dem Ziel, einen Nichtabhängigen zu Drogengenuß zu verleiten (Synonym Schuß zum Nulltarif)
Probierer – Neuling, der Drogen zum ersten Mal nimmt. 2. Person, die Drogen nur vereinzelt verwendet hat und dann aufhört
Probierkonsum – Drogeneinnahme aus Neugier
Profilierungsdroge – Haschisch das in einer Gruppe Jugendlicher als Ausdruck der Unabhängigkeit und der Gruppenzugehörigkeit eingenommen wird (siehe hierzu peer group)
Prop-Alternative – private Therapie- und Resozialisierungseinrichtung für Drogenabhängige
Provokationstest – durch geringe Dosen des kurz-wirkenden Opiatantagonisten Naloxon wird bei einem ehemaligen Opiatabhängigen Drogenfreiheit nachgewiesen bevor er, im Rahmen der Resozialisierungsunterstützung, den langwirkenden Opiatantagonisten Naltrexon (siehe dort) erhält.
Psilocin – Halluzinogen im mexikanischen Rauschpilz und evtl. Metabolit des Psilocybins (siehe dort)
Psilocybin – Dimethyl-aminoethyl-indolyl-phosphorsäureester, ein Halluzinogen im mexikanischen Rauschpilz (Synonym magic mushroom)
psychische Abhängigkeit – zum Wohlergehen benötigt der Drogenkonsument die Droge. Beim Absetzen kommt es zur Unruhe, Nervosität, Ängstlichkeit, bis hin zu schweren Depressionen jedoch ohne körperliche Symptomatik
Psychoaktivatoren – Synonym für Psychoanaleptika, Psychostimulantia, steigern die psychische Spannkraft
Psychodelika – Synonym für Halluzinogene; Wirkstoffe die verdrängte seelische Inhalte freilegen
Psycholytika – Stoffe zur Normalisierung von psychischen Zuständen Synonym Neuroleptika, Neuroplegika
Psychopharmaka – Substanzen, die auf das Zentralnervensysten einwirken und Veränderungen des Verhaltens auslösen
Psychose – Psychiatrische Erkrankung mit Wahnvorstellungen
Psychosedativa – Synonym für minor Tranquilizer (siehe dort)

Psychostimulantien – 1. Antidepressiva (Synonyma Eidektika, Delusionika, Psychomimetika, Psycholytika, Psychodysleptika, Phantastika); 2. Synonym für Antidepressiva, Psychotonika; hierzu gehört nicht die Gruppe der psychomotorischen Stimulantien wie die Amphetamine
Psychotomimetika – Synonym für Haluzinogene
Psychotrope Stoffe – Stoffe mit spezifischer Wirkung auf verschiedenen psychischen Funktionen
Psychotropika – Synonym für Halluzinogene
Psychovitamine – Kombination von THC, LSD mit Vitamin C
PTP – 4-Phenyl-1,2,3,6-tetrahydro-pyridin, ein toxisches Nebenprodukt bei der Synthese von Designerdrogen aus der Pethidinreihe. Wird im Organismus zur MPTP metabolisiert (siehe dort)
Pumpe – Jargon für Injektionspritze
Punk(er) – mit abwegiger Kleidung und Schminke und gegen jeglich herkömmlichen Lebensphären opponierende Modewelle. 1976 von Großbritannien ausgehend (Punk-Rock-Szene „Sex pistols“). Befürworten die Drogenanwendung
Purple heart – herzförmige Benzedrintabletten. 2. Kombination von Barbituraten und Amphetaminen
pushen – mit Drogen handeln
Pusher – professioneller Drogenhändler der die Dealer beliefert

Quarter bag – Drogenmaß in den USA für Marihuana oder Heroin im Wert von 25 US $
Quarter moon – mondförmig gepresstes Haschisch

Radiator fluid – amerik. für Kühlerflüssigkeit, hochproz. Spirituosen
Rakete – Jargon für PCP (siehe dort)
Raketentreibstoff – Jargon für PCP (siehe dort)
RAST – Regionale Ansprechpartner zu Sucht-Themen; in Baden-Württemberg existierende Institution, die sachgerechte Hilfestellung in Drogenfragen gibt
Rauchopium – 1. Aus Rohopium durch Erhitzen erfolgter Wasserentzug mit anschließender Fermentierung durch Schimmelpilze (Aspergillus niger) entstehendes Produkt, das zu Pillen geformt in sog. Opiumpfeifen geraucht wird und zu traumreichen Tiefschlaf führt. 2. Heroin Nr 3 im chinesisch-hinterindisch-malayischen Raum
Rausch – Euphorie mit fehlender Bewußtseinsstörung. Fließender Übergang zur Intoxikation (siehe dort)
Rauschgifte – Unter das Betäubungsmittelgesetz (BtMG) fallende illegale Substanzen, die zur Erzeugung rauschartiger, euphorischer Zustände genommen werden.
Rauschgifthai – Synonym für Drogenhai
rave – schwärmen, toben, närrisch sein, wo die ganze Nacht zu Techno- oder Housemusik getanzt wird
Raver – Person die die ganze Nacht zu Techno- oder Housemusik tanzt

Raver-Szene – Großveranstaltung, große Party, wo in leerstehenden Fabrikhallen oder Discotheken Techno-Musik gespielt wird
Re-entry – Übergang vom LSD-Rausch zum Normalzustand
Red eye – amerik. für rotes Auge; Jargon für Whiskey
Reefer – amerik. für selbstgedrehte Zigarette aus Marihuana (siehe auch joint)
RegAK SP – Regionale Aktionskreise Suchtprophylexe, Institution für die in Baden-Württemberg erfolgte Umsetzung von Suchtprophylaxe
Reise – LSD-Rausch bzw. Trip (siehe dort)
REITOX – Europäisches Informationsnetz für Drogen und Drogensucht, Sammeln von Infomationen über Drogentransportwege und die Abwehrmaßnahmen in den verschiedenen Ländern der EG
Release – engl. Befreiung; Namen von Drogenselbsthilfeorganisationen (Release Heidelberg z.B.)
Release-Center – Rehabilitationszentrum für Drogenabhängige
Ritalin® – (Methylphenidat) Aufputschmittel zur verbesserten Konzentrationsfähigkeit. Indikation bei kindlichen Verhaltensstörungen und bei Schlafanfällen am Tage (Narkolepsie). Fällt unter das Betäubungsmittelgesetz (BtMG).
Roach – amerik. für das Ende einer Marihuanazigarette
Roach holder – Minipinzette, mit der der letzte Rest einer selbstgedrehten Marihuanazigarette geraucht wird
Rock – Kokainbase, wegen der Grobkörnigkeit als „Stein" bezeichnet. Kann geraucht werden.
Rock-Kokain – anderer Ausdruck für Crack
Rocket Fuel – engl. für Raketenstoff; Jargon für PCP (siehe dort)
Rohy – ein von Rohypnol Abhängiger, charaktersiert durch Apathie, Lethargie und desillusionäre Verkennung der Umgebung (dem Rohy kippen förmlich die Beine weg)
Rohypnol® – mit dem Wirkstoff Flunitrazepam (10mal so stark wie Valium®) ein langwirkendes Benzodiazepin, wird in der Anästhesie zur Sedierung verwandt; starkes Abhängigkeitspotential bei wiederholter Anwendung, wobei es zu aggressiven Tathergängen kommen kann, an die keine Erinnerung mehr besteht (antro- und retrograde Amnesie). Wird in der Szene als Therapeutikum und Auffangdroge zur Minderung des Katers nach einem Stimulans und zur Verminderung/Verhinderung einer Abstinenzsymptomatik eingesetzt.
Rolle, auf der Rolle sein – Jargon für völlig abhängig sein
Roofies – Jargon für Rohypnoltabletten von 2 mg (Synonyma mexican valium, roaches, R-2, roopies, roach-2)
Rosa-Maria – Jargon für Marihuanazigarette
Rote Pillen – Herointabletten mit Zusatz von Strychnin, Coffein, Chinin und/oder Milchzucker
Roter Libanese – Haschisch mitterer Qualität und rotbrauner Farbe aus dem Libanon
Roter Teufel – Bier mit Barbituraten vermischt

Rotes Öl – Haschischkonzentrat durch Extraktion mit organischen Lösungsmitteln oder Wasserdampf bis zu 40% und 60% (Synonym Hasch Öl)
Roxanne – Synonym für Crack, Rocks
Royal blue – engl. Königblau, Jargon für LSD
Run – engl. Rennen, Jargon für Rauscherlebnis
Rush – engl. Sturm, Jargon für ein nach einer Drogenapplikation und bis zu 15 Minuten andauerndes einsetzendes extremes Wohlbefinden und Lustgefühl in der ersten Phase eines Drogenrausches; speziell bei Opiaten und Methamphetaminen (Synonym kick, blast, flash, hit)

Safrol – Sassafras-Öl; Ausgangstoff der illegalen Herstellung von MDMA (Ecstasy)
Saft-Kopf – Alkoholabhängiger
Sahara I – Jargon für Haschischsorte
SAI – Substance Abuse Interview, Fragebogen mit 4000 Multiple-choice-Fragen zum Drogenkonsum
Salatblätter – Jargon für Geldscheine
Salt shot – amerik. für Salzschuß; Jargon für Injektion mit einem Opiatantagonisten
Sam – Drogenfahnder des FBI
Sandoz – in den 70er Jahren von der Fa. Sandoz hergestellte LSD-Tabletten (Delsid®)
Santa Mara Gold – Marihuanazigaretten aus Kolumbien
Sassafras – Fenchelholz
Sassafras-Öl – Öl der Sassafras-Staude, das bis zu 90% Safrol enthält und chemisch ein 4,5-Methylendioxy-allylbenzen darstellt, der als Ausgangsstoff für die Herstellung der Designerdroge MDMA (Ecstasy) und anderen Entaktogenen (siehe dort) dient. Safrol wird durch die Destillation aus dem Sassafras-Öl gewonnen.
Sassafras-Staude – Gewächs dessen Öl zur illegalen Herstellung der Designerdrogen MDA und MDMA (Ecstasy) benutzt wird
satch cotton – Baumwollkügelchen, um die beim Aufkochen der Heroinlösung ungelösten Teile während der Injektion zurückzuhalten. Heute durch Zigarettenfilter ersetzt .
Satyricon – alte Bezeichnung für Haschisch, aus der griech. Sage wo Satyr der Begleiter des Weingottes Bacchus ist
Säurekopf – Synonym für acid-head
Scat – Jargon für Heroin
Schickeria-Droge – Jargon für Kokain
schieben – Einführen von drogengefüllten Fingerlingen oder Präservative in den Enddarm zum Transport (Synonym body packer)
schießen – injizieren von Drogen
Schießgifte – Polizeibezeichnung für injizierbare Drogen (Opiate, Heroin)
Schmack – jiddischer Ausdruck für Heroin und Kokain (Synonym Schmeck)
Schnee – 1. alter Fachjargon für Kokain. 2. weißes Heroin
Schnee-Gestöber – illegaler Handel mit Kokain

Schnee-König – Großhändler für Kokain
Schneeball – die zum Rausch ausreichende Dosis im Schuß gegeben
Schneeballsystem – Verteiler- und Kundensystem von Abhängigen aufgebaut, die darauf ihren eigenen Bedarf finanzieren
Schnelle Spritze – Heroininjektion
Schnellmacher – Jargon für alle möglichen Aufputschmittel
Schnüffeln – Einatmen leicht flüchtiger Stoffe von organischen Lösungmitteln, die zur rauschähnlichen Euphorie führen. Enthalten in allen Klebstoffen, Reinigungs- und Verdünnungsmitteln, Trichloräthylen, Nagellack- und Fleckentferner usw. Langfristiger Mißbrauch führt zu Multisystemschäden im Nervensystem; ausgesprochen nieren- und lebertoxisch. Neuerdings auch Schnüffeln von Flüssiggas (Propan) und sogar volatiler Anästhetika wie Halothan, Lachgas (Synonym sniffing).
Schnüffler – Synonym Sniffer
Schnupfen – über die Nasenschleimhäute aufgenommenes Kokain, Heroin, usw. Synonym für Koksen, Sniffen, Toothing, Blowing.
schnuppern – sniffen (siehe dort)
Schöne Blume – Jargon für Schlafmohn (Papaver somniferum)
Schoolboy – amerik. für Codein, einem schwachen Analgetikum
Schuß – Heroindosis die einen Rausch auslöst
Schuß zum Nulltarif – Kostenlose Abgabe von Heroin zum Anfixen
Schwarzer Afghane – Haschisch bester Qualität aus Afghanistan von blauschwarzer Färbung
Schwarzer Kiesel – in Kugeln gepresstes schwarz-braunes Haschisch von bester Qualität
Schwindel-Frei – Beratungsprojekt medikamentenabhängiger Frauen in Berlin-Tempelhof
score, to – amerik. für Drogenvorrat anschaffen
Script – engl. für Rezept zur Verschreibung von Betäubungsmitteln
Secale-Alkaloide – Alkaloide aus dem Mutterkorn
Sedativa – Beruhigungsmittel (lat. sedare = beruhigen). Klare Trennung zu den Hypnotika ist nicht möglich
Seed – amerik. für Samen (Cannabiskerne) gebraucht für Haschisch und/oder Marihuana
Selbstheiler – Abhängige, die ohne äußere Hilfe den Ausstieg geschafft haben (ca. 6%)
Sensi Seed Bank – Geschäft in Amsterdam, das Cannabissamen und alle Utensilien zur Aufzucht verkauft. Liegt direkt neben dem Hasch- und Marihuana-Museum
Serotonin – 5-Hydroxytryptamin, ein Neurotransmitter, der in der Gefühlsphäre des limbischen Systems Euphorie steuert.
Session – 1. amerik. für Sitzung, die Dauer eines Trips. 2. Jargon für ein Rauscherlebnis in der Gruppe
Setting – Faktoren, die ein Rauscherlebnis beeinflussen, wie Umgebung, Musik, optische Einflüsse, Personen. Insbesondere wichtig bei Ecstasykonsum

shake – engl. für schütteln, d.h. nach der Drogeninjektion allergische Reaktionen mit schüttelfrostähnlichem Zustand.
Sherman's – kleingehackte Petersilie, Pfefferminze oder Sellerie mit PCP besprüht
Shit – 1. Jargon für Haschisch. 2. Marihuanazigarette
Shit – dt. Jargon für Haschisch
Shore – Jargon für Diebesgut, Ware auf Drogen meistens bezogen
Shot-up – amerik. für mehrere aufeinander folgende Kokainaufnahmen
Shrink – amerik. für Psychotherapeut, Psychiater
shrooms – amerik. für magic mushrooms, Pilze mit psychodelischer Wirkung
Sick – amerik. für Phase der Abstinenz
Sipkes – Injektionsnadeln
Sitter – amerik. für Dabeisitzender, d.h. jemand der einen beim LSD-Trip begleitet
Situations-Gelegenheitsfixer – Fixer, der nur bei gewissen äußeren Umständen zum Drogenkonsum greift, und keine echte physische sondern nur eine psychische Abhängigkeit aufweist
Skid row – amerik. Szenenjargon für Treffpunkt der Abhängigen von Alkohol und illegalen Drogen
Skin-popper – Abhängige die sich die Droge auf/unter die Haut oder die Schleimhäute bringen; besonders angewendet bei Kokain
slick chick – amerik. für nettes Kücken, nett anzusehendes Mädchen (wirkt fast wie eine Droge)
Smack – Jargon für Heroin
Smart drugs – 1. amerik. für eine Gruppe von Auffrischungsstoffen, d.h. Pharmaka die die Hirnfunktion verbessern, degenerative Prozesse vermindern sowie Vigilanz steigern. Pharmakologisch werden die unterschiedlichsten Wirkstoffe wie Vitamine, Nootropika, Roborantien, Tonika, Geriatika, Hormone und Aminosäuren kombiniert oder alleine konsumiert (Synonyma brain booster, cognitive enhancer, intelligence booster, memory improver, mental booster, mind booster, mind enhancer). 2. Psychoaktive Substanzen, Wunderdrogen, Glückspillen aus der Gruppe der Serotonin-Wiederaufnahmehemmer, wirken besonders bei Panikattacken, Depressionen, Aggressionen, Zwangs- und Eßstörungen und chronischen Schmerzsyndromen.
Smarts – Synonym für Smart drugs
smoke in – amerik. für, sich zu einer Haschischparty (pot party) zusammenfinden
Snapper – amerik. für Ampullen mit Isoamylnitrit u. Sollbruchstelle, werden inhaliert und erzeugen Rauschzustände (Synonym snaps)
Sneaky pete – Alkoholikerjargon für Wein
sniefen – über die Nasenschleimhaut Heroin aufnehmen
Sniff – 1. Droge über die Nase aufnehmen. 2. Kokain
sniffen – 1. Inhalieren von Lösungsmitteln. 2. Schnupfen von Kokain oder Amphetaminc (Synonym snorten)
Sniffer – Schnüffler, der leichtflüchtige Stoffe zur Erzielung eines Rauschzustandes inhaliert
Snorten – Synonym für Sniffen

Snorting – Schnupfen von vorzugsweise Kokain, gelegentlich auch für Heroin, Methamphetamin (Synonym sniffing)
Snow – Jargon für Kokain
Snow seals – amerik. für Kokainbriefchen.
Snow – amerik. für Schnee, 1. Kokain. 2. weißes Heroin
Snuff – Schnupftabak und alle über die Nase applizierbaren Drogen
snuff-dipper – jemand der snuffs nimmt
Soft-drug – Drogen, die nur eine psychische Abhängigkeit auslösen (LSD)
Softballs – Jargon für Barbiturate
Sonnenbrille der Psyche – Werbeslogan und Jargon für Tranquilizer
Sonntagsschuß – Heroininjektion, die neben Abnahme der Entzugssymptomatik auch eine Euphorie auslöst
Soother of grief – amerik. für Kummerbändiger, d.h. Cannabis
Sore – eingedeutscht für Ware, Stoff
Sound – Umgebungssituation wo die Droge genommen wird (der Sound ist da wo der Trip geschmissen wird)
Sozi – 1. im Drogenmilieu arbeitende Sozialhelfer. 2. Stütze des Staates an Drogenabhängige
Sozialdrogen – Kaffee, Alkohol, Nicotin
spaced sein – amerik. für im Weltall sein, Rauschzustand (Synonym high sein)
spaced, to be – amerik. für im All sein; Jargon für berauscht sein
Spanisch – Drogenmaß für ein aus 10 bags bestehendes Bündel (Synonym half load)
Special K – Jargon für Ketamin (siehe dort)
Speed – 1. Weckamine und Gemische 2. Methamphetamin
Speed run – durch Aggressionen charakterisierter Amphetaminrausch
Speed, Pep – Amphetamin, weißes Pulver mit aufputschender Wirkung. Der Anwender meint körperlich mehr leisten zu können, als er tatsächlich zu leisten in der Lage ist. Führt zu großer psychischer Abhängigkeit.
Speed – Oberbegriff für alle Amphetamine
Speedball – amerik. Ausdruck für die Kombination Kokain (oder Amphetamin) mit einem Opioid, um die unerwünschten Nebenwirkungen zu reduzieren.
Speedball-cocktail – Gemisch aus Heroin, Kokain und dem Benzodiazepin Rohypnol
Speedies – Amphetaminhaltige Drogen (Synonym upper)
SPID – Sucht-Prophylaxe-Informations-Dienst; eine vom Gesundheitsministerium herausgegebene Informationsbroschüre in Baden-Württemberg
Splash – 1. amerik. Jargon für Amphetamin und Methamphetamin. 2. orgasmusartiges Gefühl beim Beginn der Wirkung von Amphetamin (siehe auch Flush, Kick, Rush)
Splints – Marihuanazigaretten
Spoon – Drogenmaß für 1. Teelöffel Kokain. 2. Zwei g Heroin. 3. Ein g Amphetamin
Sport of gods – amerik. für Sport der Götter, Schnupfen von Kokain

Spot habit – amerik. für kein regelmäßiger Konsum
Spree – 1. Periode dauerhaften Drogenkonsums (Synoym binge; siehe dort). 2. wilde Sauferei beim Alkoholiker
Spritzenangst – wird vom Dealer dazu benutzt, die Angst der Einsteiger, Abhängigkeit komme nur von der Spritze, sie zum Sniffen (siehe dort) zu verleiten
Square – amerik. für Quadratschädel, spießig
Stäbchen – Jargon für Marihuanazigaretten
Stack – eine große Anzahl Marihuanazigaretten
Stardust – amerik. für Sternenstaub, Kokain
stash, to stash away – amerik. für etwas verstecken
Steh-auf-Pillen – Amphetamintabletten (Synonym mothers little helpers), da aufgrund der sexuell stimulierenden Wirkung etwas wieder zum Stehen kommt
Stereoeffekt – Rauschverstärkung und Verlängerung durch die Kombination mehrerer Drogen (z.B. Heroin und Barbiturate, Heroin und LSD, Heroin und Amphetamin)
Sticks – Marihuanazigaretten
stiff, to be – betrunken sein
Stimmus – Jargon für Amphetamine, abgeleitet vom Wort Psychostimulantien
Stimulantien – Wirkstoffgruppe mit anregender, leistungssteigernder Wirkung (Synonyma Psychostimulantien, Psychotonika)
Stinker – Zigarrenraucher
Stoff – Jargon für Drogen
Stoff, aus dem die Träume sind – 1. Haschisch. 2. LSD
Stoff, verpimpelter – Drogen, die stark gestreckt wurden
stolper-clean – Zuviel Stoff läßt den ehemaligen Drogenkonsumenten stolpern, insbesondere wenn er durch einen Zwangsentzug clean wurde (Toleranzabnahme!)
stoned – 1. Zustand bei Haschisch oder Marihuanakonsum. 2. betrunken sein. 3. allgemein von Drogen berauscht sein
Stool pigeon – engl. für Lockvogel; Informant der Polizei
Stoßdämpfer der Psyche – Slogan für Tranquilizer
STP – Abk. für Serinety-Tranquility-Peace (Heiterkeit-Ruhe-Frieden) Synonym für DOM (siehe dort)
Straight – amerik. Jargon für unverschnitten, sauber, in Ordnung
straight, to be – gerade und ordentlich, rein und nicht drogenabhängig sein
Straights – die Geraden, Heterosexuellen im Gegensatz zu den gays, den Homosexuellen
Straße – Dosis für linienförmiges Zusammenschieben von Kokain auf einen Spiegel mittels Rasierklinge. Die Straße wird mittels Strohhalm, Glasröhrchen oder einem gerollten Papierschein in die Nase reingezogen (Synonym snorten)
Strawberry fields – Erdbeerfelder, LSD-Tabletten von rosa Farbe
Streckmittel – Beigaben mit inaktiven (Diluents) oder aktiven (Aldulterants) Stoffen in eine Droge untergemischt nur zum Zwecke der Gewinnmaximierung. So wird z.B. Heroin Nr 3 mit 60% Anteil auf eine Straßendroge von nur 5–15% gestreckt. Es gibt aktive Streckmittel (Barbiturate Coffein, Chinin, Strychnin, Salicy-

late, Aminophenazon) und inaktive (Milchzucker, Mehl, Puder, Milchpulver, Traubenzucker, Zitronensäure, Ascorbinsäure). Marihuana wird mit Matetee, Hennablätter, Humuserde, pulverisierter Baumrinde, Paprika, Rosenblätter, getrocknete Salatblätter, Kaffee und/oder Kakao gestreckt.
Streetworker – Sozialarbeiter, der als Drogenberater in der Szene tätig ist
Strip-search – amerik. für Leibesvisitation, wobei in allen Körperfalten und Öffnungen die Untersuchung vorgenommen wird
Stropharia – Gattungsname für die Pilze, die das Halluzinogen Psilocybin enthalten (Hauptvertreter ist der Pilz Stropharia cubensis (Synonyma magic mushrooms, mushrooms, shrooms, Rausch- und Zauberpilze). Strophariaarten kommen auch im Mittelgebirge (Stropharia semilaceata) und am Rande von Sportplätzen (!) vor.
Strychnin – Inhaltstoff der Brechnuß (Nux vomica). Dosisabhängig kommt es erst zu einer Stimulierung (Robotantia, Stimulantia, zentrales Analeptikum) während höhere Dosen als Reflexkrampfgift (Lähmung der Hemmungsbahnen im Rückenmark) wirken. Es wurde früher als Rattengift verwendet. Strychnin ist üblicherweise im Heroin enthalten, um den zentraldeprimierenden Effekt auf die Atmung umzukehren (z.B. Hong-Kong-Rocks enthält 1.3% Strychnin und bis zu 67% Coffein), so daß höhere Dosen vertragen werden.
Stuff – 1. Sammelbegriff für alle Drogen. 2. Opiate/Opioide
Stuka-Pillen – Pervitin, wurde im 2. Weltkrieg den Sturzkampffliegern (Stuka) gegeben, ein Methamphetamin zur Leistungssteigerung, verdrängt das Schlafbedürfnis
Stup – Jargon für Rauschgiftdezernat (RD) und abgeleitet aus den franz. Stupefiant (= Droge)
Substitution – unter ärztlicher Aufsicht vorgenommene legalisierte und kontrollierte Abgabe von reinen Betäubungsmitteln (BtM) zum Zwecke der Resozialisierung, insbeondere auf das Methadonprogramm bezogen.
Sugar cube – engl. für Würfelzucker, Bezeichnung für LSD, das früher auf ein Stück Zucker geträufelt und gehandelt wurde (Synonym cube)
Super-Junkie – Heroinabhängiger der hohe Dosen konsumiert. 2. Fixer die mit neuen Drogen experimentieren
Superbier – Heroin Nr. 4 mit hoher Reinheit
swallowing – engl. für schlucken; Transport und Schmuggel von Drogen (Heroin, Kokain, Haschöl, LSD) im Magen-Darmtrakt die vorher in Fingerlinge, Luftballons oder Präservative abgepackt, verschluckt und später per via naturalis wieder „rückgewonnen“ werden (Synonym body packer)
Sweats – engl. Schwitzen, das beim Alkoholentzug auftretende starke Schwitzen
Sweet Lucy – Jargon für Marihuana
Synanon – Drogenrehabilitationsprogramm aus Amerika mit höherem Therapieerfolg als andere Methoden. Selbsthilfeorganisation für Drogenabhängige mit therapeutischen Gruppengesprächen und Gruppentherapie sowie hierarchisch aufgebauter Lebens-, Wohn- und Arbeitsgemeinschaft. Hauptsitz ist Berlin.
Synapse – Schaltstelle zwischen Nervenzellen, wo die Übertragung von Information in Form von sog. Neurotransmittern stattfindet.

Synthetic Gras – amerik. für synthetisches Tetrahydrocannabinol (Synhexyl®), nur in den USA
synthetisches Heroin – 1. Bezeichnung für Designerdrogen der Fentanylreihe. 2. China White, AMF, MPTP (siehe dort)
Szene – 1. das gesamte Drogenmilieu und das Leben der Drogenabhängigen. 2. Jargon für den Ort, an dem mit Drogen gehandelt wird.
Szene-Gramm – gestrecktes Heroin von 125–150 mg jedoch mit nur 5–20% Wirkstoff in der Szene (Synonym Szenen-Viertel)
Szenen-Viertel – Drogenmaß für Heroin von ca 150 mg

Tabs – Jargon für LSD gefüllte Kapseln
Take, a – amerik. für einen tiefen Zug mit einer Marihuana-Zigarette oder einem Haschisch-Joint
tame the tiger – amerik. für den Tiger zähmen; Jargon für das Beenden von Entzugserscheinungen durch Einnahme erneuter Drogen
tanked – betrunken sein
TBK – tote Briefkästen wo die „Übergabe von Drogen“ über einen Schlüssel erfolgt
TBS – Szenenjargon für LSD-Minitrips
TCM – Abk. für 1-[1-(2-Thienyl)-cyclohexyl]-morpholin, ein Derivat des PCP und Designerdroge
TCP – Abk. für 1-[1-(2-Thienyl)-cyclohexyl]-piperidin, ein Derivat des PCP und Designerdroge
TCPY – Abk. für 1-[1-(2-Thienyl)-cyclohexyl]-pyrrolidin, ein PCP-Abkömmling und eine Designerdroge
Tea – Jargon für Marihuana
Tea blower – Marihuanaraucher
Tea pad – amerik. für Teekissen, ein Raum in dem sich Marihuanaraucher zum Rauchen treffen
Tea party – eine Gesellschaft von Marihuanarauchern
Techno – europäische Variante der US-amerikanischen, elektronisch erzeugten Housemusik
Techno-Mucke – Technomusik
Tee – Jargon für Marihuana
Tee-Strauch – Jargon für Kokainstrauch
Teer – Jargon für Rauchopium
Teilanstalt IV – der psychiatrische Teil der Justizvollzugsanstalt in Berlin-Tegel, wo gehäuft Fälle von Drogeneinschleusungen nachgewiesen wurden
Terpinhydrat – p-Menthan-1,8-diolhydrat (Synonym Dipentenglycolhydrat) ein Expectorans und Bestandteil von Hustensäften
Terpinhydrat-Elixier – ein Schleimlöser und Bestandteil von Hustensäften, mit Codein versetzt; wird als Ersatzdroge mißbraucht
Terps – Szenenjargon für Terpinhydrat-Elixier (Synonym Turps, GI Gin)

Testtrip – Reise eines Drogenkuries, um geplante Schmuggelwege bezüglich Zoll- und Grenzabfertigung zu überprüfen
Teufelsdroge – Heroin
Teufelsrakete – PCP
teuflische Rakete – PCP
Texas-Tee – Marihuana aus Texas
Thai-Stick – auf Bambusstäbchen gewickelte Cannabisblätter
THC – Tetrahydrocannabinol, Wirkstoffextrakt aus Cannabisharz, führt nicht zur Abhängigkeit. Erste erfolgreiche Einsätze bei chron. Schmerzen (siehe hierzu auch synthetisches THC)
The Holy Church – Jargon für Marihuana- und Haschischraucher. Die Abkürzung ergibt THC = Tetrahydrocannabinol, den Wirkstoff von Cannabis.
Thebain – Opiumalkaloid mit Phenathrenstruktur, dient als Ausgangssubstanz für die Synthese stark wirkender Opioide (siehe hierzu Etorphin, Cyprenorphin). Alleine wirkt es zentralerregend und kann in höheren Dosen, ähnlich wie Strychnin, zu Krämpfen führen
Theke – Jargon für Apotheke
Theke machen – Jargon für Apothekeneinbruch
Therapie-Kette-Hannover – Drogenentwöhnungszentrum in Hannover, das vom Deutschen Paritätischen Wohlfahrtsverband getragen wird
Thing – die eigene Sache, (this is not your thing)
Thinner – engl. für Verdünner; organische Lösungsmittel mit narkotischer Wirkung, wie sie im Fleckenwasser, Verdünnungs- und Lösungsmitteln für Farben und Klebstoffe enthalten sind. Wird zum Schnüffeln (siehe dort) mißbraucht.
Three-dollar-bag – ein Heroinbriefchen im Wert von 3 US$.
Thymoleptika – den Antidepressiva zuzuordnen (siehe dort)
Thymoplegika – Stoffe mit der pharmakologischen Wirkung von Chlorpromazin
Tic-tac – kleine Tablette mit PCP
Ticker – Code für eine Sendung Heroin
Ticket – engl. für Fahrharte, LSD-Papiertrip, da ein LSD-Rausch als trip bezeichnet wird
Tiger, Ritt auf dem Tiger – ein Leben mit Heroin
Tiger, to tame the tiger – engl. den Tiger zähmen; einen Opiumrausch auf sich einwirken lassen.
Tilidin – Amino-phenyl-cyclohexan-carbonsäureester (Valoron®). Zentrales Analgetikum, wurde als Ersatzdroge bei Opiatabhängigen benutzt (siehe hierzu auch Valoron®N)
Tinke – injizierbare Opiattinktur (siehe Berliner Tinke)
Tinke-Küche – illegaler Herstellungsort für Opiattinkturen
TMA – 3,4,5-Trimethoxy-amphetamin, ein Halluzinogen und Metabolit bei Muskatnußgenuß (Synonym Alpha-methyl-mescalin = AMM)
TMA 2 – 2,4,5-Trimethoxy-amphetamin, ein Analogon des TMA mit höherem Abhängigkeitspotential, wirkt LSD-ähnlich
TMPEA – 3,4,5-Trimethoxy-phenyl-ethyl-amin, Abkzg. für Mescalin

Todesdroge – mit Colchizin gestrecktes Heroin
Todesehe – Jargon, der die Mischung von Drogen und Pharmaka mit häufig tödlichem Ausgang beschreibt
Todeskraut – Marihuana, Petersilie oder Tabak das vorher mit PCP bestreut wurde
Todestraum – PCP-Rausch
Toleranz – wenn eine Droge keine Wirkung mehr zeigt und zum Erreichen der gleichen Wirkung häufiger und/oder höher konsumiert werden muß (Synonym Gewöhnung, Tachyphylaxie).
Tools – engl für Werkzeuge; die für eine Injektion notwendigen Gegenstände
Toxikomanie – die Neigung Drogen einzunehmen und von dem Suchtstoff abhängig zu werden.
Tramadol – (±)trans-2-(dimethylaminomethyl)1-(m-methoxyphenyl)-cyclohexanol, ein mittelstarkes Analgetikum mit noradrenerger und serotonerger Wiederaufnahmehemmung. Einsatz in der Schmerztherapie; in der Szene, besonders in den Justizvollzugsanstalten, wegen der entspannenden, entaktogen-ähnlichen Wirkung geschätzt.
Tranquilizer – Oberbegriff von Psychopharmaka, die Ängste sowie Spannungen nehmen (Anxiolytika), gegen den Stress der Umwelt abschirmen und somit zum „inneren Frieden“ führen. Vom lat. „tranquilitas = Seelen-Frieden“. Heutezutage für Benzodiazepine verwendet (Synonyma in der Szene: happy-pills, Glückspillen, LMA-Pillen, Sonnenbrille der Psyche, siehe dort)
Trap – amerik. für Falle, Drogenversteck
Traumkügelchen – in Form kleiner Kugeln geformtes Haschisch
Traumvermittler – Abk. für Drogen aller Art
Travel agent – amerik. für Reiseagent; der Drogenhändler schlechthin
Trebe, auf Trebe sein – 1. Umherziehen auf der Suche nach Gleichgesinnten (zum Drogengenuß), 2. auf „Wanderschaft“, auf der Flucht sein
Triade – Bund der Auslandschinesen zum weltweiten Drogenhandel mit Basen in Hongkong, Singapur, San Francisco, Amsterdam, London
Trichterwinde – Familie von Windegewächsen, deren Samen Rauschzustände bewirken sollen (Lysergsäurecarbinolamid-haltig). Gesichert ist dies nur bei den aus Südamerika stammenden Trichterwinden (Synonyma Mutter-Gottes-Kelch, chemische Rasen)
Trip – 1. Dosis eines Halluzinogens. 2. LSD-Einnahme. 3. Rauscherlebnis
Trip, ein Trip einwerfen – ein Halluzinogen (meistens LSD) schlucken
tripped out – durch LSD völlig weggetreten sein
Trips – kleine LSD-Pille
Truxillo-Blätter – Kokainhaltige Blätter aus Java
Tryptamin – Chem. Bezeichnung für benzokondensierte Ringsysteme mit Indolstruktur. Methylierung am C5 führt zu psychotropen Wirkungen. Basissubstanz für eine ganze Gruppe von Designerdrogen abgeleitet vom DMT (Dimethyl-tryptamin) mit vorzugsweiser halluzinogener Wirkung
Türken-Stoff – Heroin Nr. 4
Türken-Heroin – Heroin reiner Sorte Nr. 4

Türken-Terminal – Neben dem Flughafen Frankfurt/M ist der Flughafen Stuttgart/Echterdingen Heroin-Anlieferungspunkt
Turkey – amerik. Jargon für Entzugs- und/oder Abstinenzerscheinungen
turkey, auf turkey sein – amerik. für den Zustand des Drogenentzugs
Türkischer-Honig – Heroin Nr. 4
Turkish-Connection – Drogenschmuggel über die Balkan-Route mit Heroin aus dem Iran, Afghanistan und Pakistan (Golfener Halbmond). Neuerdings mit Verbindung der Russenmafia direkt über slowakisches und tschechisches Gebiet (nördliche Balkanroute) sowie den Seeweg über Griechenland
turned off – amerik. für abgeschaltet sein, von der Umwelt nichts bewußt erleben
turned on – amerik. für angeschaltet, von Drogen berauscht sein
Twenty-five – Jargon für LSD, da der Labocode bei der Fa. Sandoz LSD 25 war.

UCS – Abk. „unconditionated stimulation“, äußere und innere Reize die auch ohne Drogenapplikation zu einem Rauscherlebnis führen
umsteigen – Wechsel von weichen Drogen wie Haschisch und LSD zu harten Drogen wie Heroin
Uppers – amerik. Jargon für Amphetamintabletten und Stimulantien aller Art (Synonym ups)
UROD-Methode – Ultra-Rapid-Opiate-Detoxification (sog. Blitzentzug des Opiatabhängigen in Narkose). Während einer Narkose wird der Opiatantagonist Naloxone gegeben und die Abstinenzsymptome werden vom Abhängigen nicht empfunden. Eine auftretende vegetative Entzugssymptomatik wird intensivmedizinisch sofort therapiert. Einsatz nur bei einem geringen Teil von motivierten und „reinen“ Opiatabhängigen (keine Polytoxikomane!) möglich. Anschließend begleitende psychotherapeutische Weiterbehandlung sowie Therapie mit dem langwirkenden Opiatantagonisten Naltrexon (Nemexin®).
User – amerik. für Benutzer, Drogenkonsument, Drogenabhängiger
User quantity – die für einen Rausch notwendige, schon abgepackte Dosis

Valibum – Jargon für Valium®, einem Benzodiazepin, das in Kombination mit Cola, Coffein und/oder Alkoholika rauschartige Zustände erzeugt (Synonym Zonencocktail)
Valley – engl. für Tal, die Ellenbeuge, wo man am besten eine Injektion setzen kann
Valoronschleuder – Szenenjargon, wie mittels spezieller Techniken aus dem Valoron®N, der zugesetzte Opiatantagonist Naloxon entzogen wird und das alleinige Valoron® als Ersatzdroge bei Opiatabhängigen verwendet werden kann.
Valoron®N – D, L-ethyl-2-dimethylamino-1-phenyl-3-cyclohexen-2-carbonsäureethylester, das Tilidin mit den Antagonisten Naloxon (Verhältnis 100:8) gemischt, damit ein Mißbrauch unterbunden wird, da bei Einnahme von Dosen über den therapeutischen Bereich hinaus, der Firt-pass-Effekt der Leber durch Naloxon übersprungen und eine Abstinenzsymptomatik ausgelöst wird. Deswegen nur apothekenpflichtig.
Vasopressin – Antidiuretikum (Diapid®) wird als smart-drug (siehe dort) zur

Bekämpfung des down-Zustandes beim Abklingen der Wirkung von LSD, Kokain, Amphetamine und Methylphenidat angewendet
Verpeilter – ein unter Drogenkonsum stehender
verpimpeln – Vermischen der Drogen mit Streckmittel
Verschnitt – Strecken von Drogen durch Beimischung anderer Stoffe zum Zwecke der Gewinnmaximierung
Vibes – Jargon für Vibrationen, die bei der Drogeneinnahme empfunden werden
Vincamin – ein als smart-drug (siehe dort) verwendetes Pharmakon (Cetal retard®)
Vigilanz – Wachheit
Viper – engl. für Schlange, ein ausgeflippter Drogenabhängiger
Viper weed – amerik. für Schlangenkraut, das Marihuana
Virgin state – engl. für jungfräulicher Zustand, am Anfang der Drogenkarriere stehen
Vitamin K – Jargon für das Analgetikum Ketamin mit halluzinogenen Eigenschaften
Vodka acid – in Wodka gelöstes LSD
Vogelfutter – Heroin Nr. 3 wegen seiner braunen Konsistenz
volle Dröhnung – sich die ganze Dosis verabreichen
Vinpocetin – Vasodilatans und Ca-Antagonist, wird als smart-drug (siehe dort) verwendet (Cavinton®)
VPM – Verein zur psychologischen Menschenkenntnis in der Schweiz, engagiert sich in der Aufklärung über Drogen mit Absolutheits- und Heilanspruch
VSD – Verein schweizerischer Drogenfachleute mit Sitz in Dornach

Wachy sticks – Jargon für in LSD getränkte Marihuanazigaretten
Wahnsinnsflash – der Beginn einer euphorisch-ekstatischen Wirkung bei Heroininjektion, der Moment wo das Opioid das Gehirn überflutet, verbunden mit höchstem Lustgewinn
wake ups – engl. für Stimulantien, Amphetamine
Ware – allgemeine Bezeichnung für Drogen (Synonym Stoff)
Ware, mit der Ware explodieren – wegen Drogenhandel und Besitz verhaftet werden
Warm-gun – engl. eine heiße Kanone, die Injektionsspritze
warmer Entzug – ein Rauschgiftentzug mit medikamentöser Hilfe; geht ohne schwere Abstinenzerscheinungen einher
Weckamine – Synonym für Amphetamine, Stimulantien
Wedding bells – engl. für Hochzeitsglocken, das LSD
Wee-wee – Jargon für Haschisch
Weed – amerik. für Unkraut; 1. Jargon für Marihuanazigarette. 2. Marihuana
Weed-head – Marihuanaraucher
Weekend habit – engl. für Angewöhnung, nur an Wochenenden Drogen zu konsumieren, wobei keine Abhängigkeit auftritt (Synonym Weekender)
weiche Drogen – Drogen mit geringem Abhängigkeitspotential
Weight – engl. Gewicht, eine große Menge versteckter Drogen

Weihnachtsgebäck – kleine LSD-Trips
weiße Drogen – konzentrierte Vitaminpräparate (Synonym Designer Foods) besonders in Fitnessbereichen angewandt
weißer Riese – Jargon für Kokain
weißer Schnee – konzentriertes Heroin Nr.4
weißer Stoff – Jargon für Kokain
weißer Tod – Überdosierung und Exitus durch hochkonzentriertes Heroin Nr. 4
wet brain – engl. für feuchtes Gehirn, Folgen chronischen Alkoholmißbrauchs
Wheat – amerik. für Weizen, abgeleitet von „weed" dem Marihuana
white angel – amerik. für weißer Engel, das DOM (siehe dort)
white boy – amerik. für weißer Junge, das DOM (siehe dort)
white lady – amerik. für die weiße Dame, reines Heroin Nr. 4
white lighening – amerik. für weißes Leuchten, LSD-Präparation in weiße Kapseln
white light – amerik. für DOM (siehe dort), da es optisch weiße Halluzinationen mit einem schwebenden Gefühl auslöst
white nurse – amerik. für die weiße Schwester, reines Heroin Nr. 4
white powder – Jargon für Kokain
white stuff – amerik. für weißer Stoff, 1. reines Heroin. 2. reines Kokain, die in ihrer Erscheinungsform weiß sind
Wildwechsel – Drogenabhängige, die zwischen ihren Aufenthaltsorten und den Verkaufsorten wandeln
Willstätter, Richard – Deutsch. Chemiker dem 1902 die Vollsynthese von Kokain gelang. Erhielt 1915 den Nobelpreis für Chemie für den Nachweis der Chlorophyllverbindung (1872–1942).
Wino – Alkoholiker mit Präferens für Wein
Wohlstandsdroge – Jargon für Kokain
Wood rose – Bezeichnung für die Trichterwinde Ipomoea tuberosa, deren Samen, aufgrund der Lysergsäureanteile, halluzinogen wirken.
Works – amerik. Jargon, die für eine Injektion notwendigen Gerätschaften
Wunder-Schnee – reines Heroin Nr. 4
Wunderkerze – Kriminalpolizist der ehemaligen DDR, der keine 5-jährige Praxis in der Kriminalpolizei hat

X-11® – D-Norpseudephedrin-hydrohlorid, ein Schlankheitspräparat (Antiadiposum), wurde von Schülern und Jugendlichen sowie als Ersatz- und Ausweichdroge benutzt. Als Cocktail mit Cola vermischt (1/2 Flasche Cola und 1/2 Flasche X-11®). Führt bei chronischem Gebrauch zu Angstpsychosen und Wahnvorstellungen.
Xanthinol-Nicotinat – durchblutungsförderndes Pharmakon als smart-drug (siehe dort) benutzt (Complamin®)

Yellow jackets – amerik. für gelbe Sakkos, Jargon für gelbliche Nembutaltabletten, ein Hypnotikum mit dem Wirkstoff Pentobarbital (Synonym yellow bullets, gelbe Geschosse)

yellow sunshine – amerik. für gelber Sonnenschein, gelbliche, LSD-haltige Tabletten
Yerba – abgleitet vom span. hierba für Kraut; Jargon für Marihuana (siehe auch Grass)
Yohimbin – Aphrodisiakum, das angeblich die Potenz steigern soll. Es bewirkt eine Sympathikolyse und wird bei Bluthochdruck verwendet. Befindet sich öfters als Streckmittel im Kokain
Yuppie – aus dem amerik., young urban professional, junge erfolgreiche und selbstbewußt auftretende Geschäftsleute
Yuppie LSD – Jargon für Ketamin

Zauberdunst – Jargon für PCP
Zauberpilz – Jargon für Psilocybin
Zaun, über den Zaun springen – Exitus an einer Überdosis Heroin
zocken – dem Glückspiel nachgehen
Zombie – Drogensüchtiger im Entzug
Zonencocktail – Gemisch aus Diazepam (Valium®), Cola und Wodka oder Getreidekorn. Da in der ehemalige DDR mißbräuchlich angewendet auch als Ostzonencocktail bezeichnet
zonked out – amerik. für stark drogenberauscht sein (Synonym zonkey stoned)
zumachen – auf Grund des Drogenrausches für Äußeres nicht mehr ansprechbar (Synonym abdröhnn)
Zungentest – unspezifischer Test, um den lokalanästhetischen Effekt von Kokain zu erfassen, damit rückwirkend auf seine Reinheit geschlossen werden kann

Sachwörter